Prof. Dr. med. Tomas Lenz

Bluthochdruck wirksam behandeln

- Medizinische Grundlagen verständlich erklärt
- Wirksame Naturheilverfahren und Selbsthilfe-
  maßnahmen
- Exklusiv: Zusatzinformation im Internet
  über almeda.de

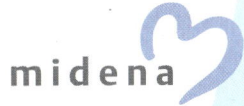

midena

Inhalt

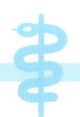

ALTERNATIVE HEILMETHODEN & SELBSTHILFE

AKTUELLER SERVICE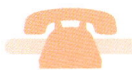

Bluthochdruck – die schleichende Krankheit

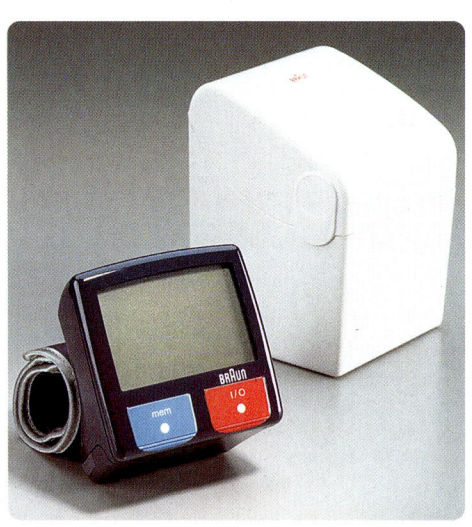

Bluthochdruck ist sehr verbreitet. Etwa jeder fünfte Erwachsene in der westlichen Welt hat einen zu hohen Blutdruck, aber weniger als die Hälfte aller Betroffenen weiß überhaupt davon. Bluthochdruck verursacht anfangs in den meisten Fällen keine Beschwerden oder Schmerzen. Bleibt er unbehandelt, kann sich der Bluthochdruck verschlimmern und schwerwiegende Folgen haben: Herzinfarkt, Gehirnschlag und Nierenversagen. Bluthochdruck ist daher ein wichtiger Risikofaktor für Herz-Kreislauf- und Nierenerkrankungen, die für einen Großteil aller Todesfälle und schweren Behinderungen verantwortlich sind.

Mit einem Messgerät für das Handgelenk können Sie Ihren Blutdruck selbst kontrollieren und so aktiv zur Behandlung beitragen.

Bluthochdruck ist behandelbar

Die gute Nachricht ist, dass Bluthochdruck heutzutage leicht zu diagnostizieren und in der weit überwiegenden Mehrzahl aller Fälle auch erfolgreich zu behandeln ist. Die modernen Therapiemöglichkeiten eröffnen für die meisten Patienten die Perspektive, ein fast normales Leben führen zu können.

In diesem Buch werden verschiedene Aspekte zum Thema Bluthochdruck behandelt. Aus klinischer Sicht ist Bluthochdruck ausgesprochen heterogen. So gibt es verschiedene Schweregrade von nur leichter bis hin zur seltenen »bösartigen« Hypertonie.

Auch können ganz unterschiedliche Ursachen zu Bluthochdruck führen. Bei etwa fünf Prozent aller Betroffenen ist er auf eine organische

Ursache zurückzuführen; man bezeichnet diese Formen als sekundäre Hypertonie. Bei allen anderen Patienten lässt sich keine wirkliche Ursache feststellen; diese Hochdruckform wird als essentielle oder genetische Hypertonie bezeichnet, da sie innerhalb betroffener Familien gehäuft vorkommt.

Neben Ursachen und Folgen des erhöhten Blutdrucks wird in diesem Buch ausführlich auf die heutigen diagnostischen und therapeutischen Möglichkeiten eingegangen. Daneben erhalten Sie wertvolle Tipps, was Sie selbst tun können, um das Problem in den Griff zu bekommen. Sie bekommen darüber hinaus auch Information über alternative Behandlungsmöglichkeiten, die ergänzend zu den Empfehlungen der Schulmedizin Hilfestellungen bieten können. Schließlich enthält dieses Buch Adressen und allerlei Hinweise, die für Sie von Interesse sein könnten.

Frankfurt, im Sommer 2000
Prof. Dr. Tomas Lenz

Anmerkung:
Um dem Leser ermüdende Dopplungen zu ersparen, gilt für das gesamte Buch:
• Arzt steht immer für Ärztin/Arzt.
• Patient steht immer für Patientin/Patient.

Was versteht unter Blut- hochdruck?

Das Herz pumpt über die Blutgefäße Energie, Sauerstoff und alles andere, was wir zum Leben brauchen, durch den Körper. Dieser lebenswichtige Kreislauf des Blutes kann nur funktionieren, wenn in den Blutgefäßen der richtige Druck herrscht. Der Blutdruck wird zu hoch, wenn das Herz zu oft schlägt, wenn sich zu viel Flüssigkeit im System befindet oder wenn die Blutgefäße zu eng sind. In der Folge muss das Herz zu hart arbeiten, und ein gefährlicher Teufelskreis wird in Gang gesetzt.

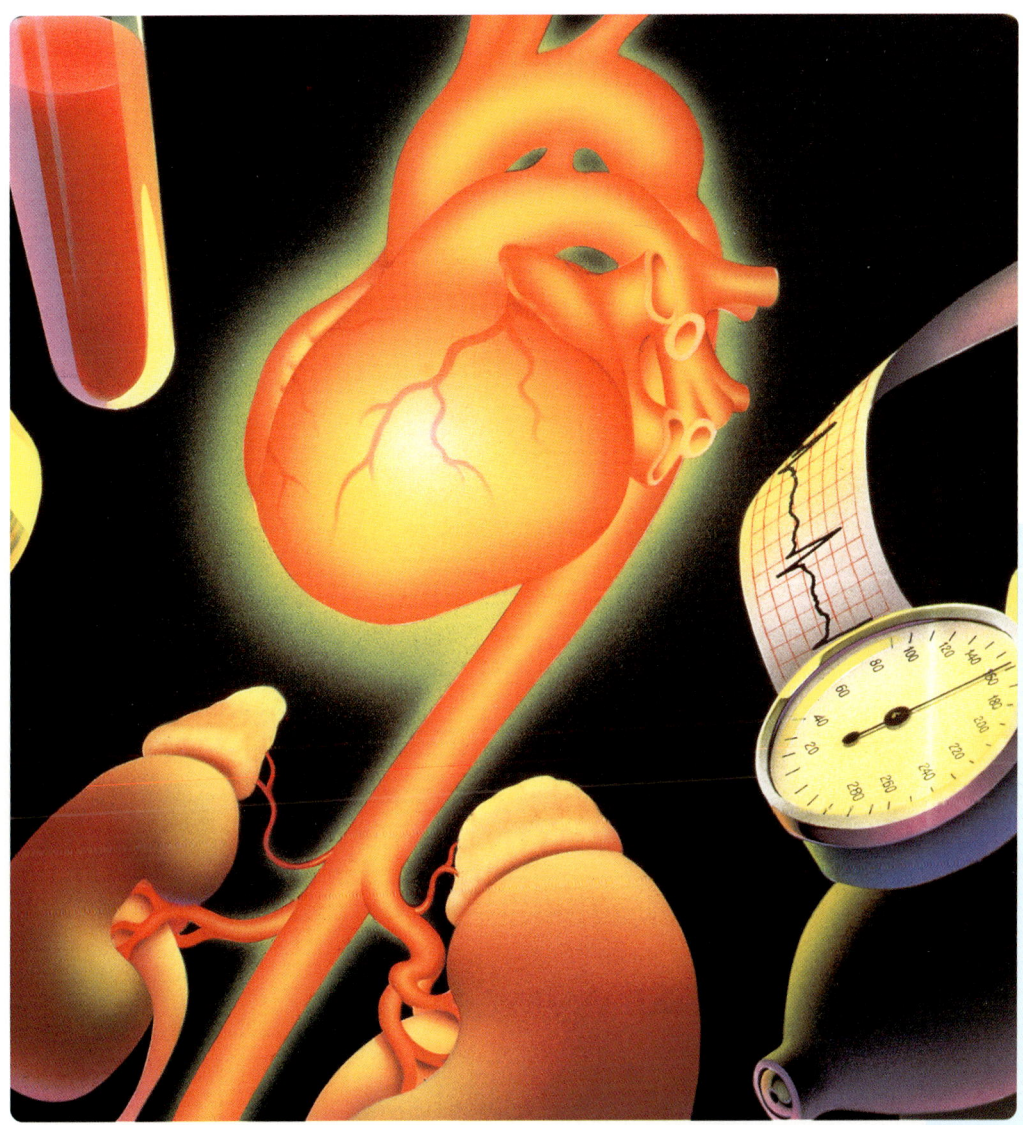

Was bedeutet Bluthochdruck?

Die meisten Menschen kennen den Begriff »Bluthochdruck«. Konkret bezeichnet man damit den erhöhten physikalischen Druck in Arterien. Erhöhter Blutdruck ist in manchen Situationen sogar erforderlich, damit der Organismus richtig funktionieren kann. Bluthochdruck, in der Fachsprache Hypertonie oder Hypertonus genannt, ist nur dann bedenklich, wenn er über lange Zeit besteht oder seltener – bei bestimmten Patienten – kurzzeitig extrem erhöht ist.

Die Arterien sind elastische Gefäße, die das Blut vom Herz zu den Organen transportieren. Die Hauptschlagader, auch Aorta genannt, entspringt vom Herz und teilt sich in größere Äste auf. Am Ende der Strombahn liegen die Arteriolen. Dies sind kleine arterielle Gefäße, die man nur unter dem Mikroskop genau erkennen kann. Die Arteriolen haben eine besondere Bedeutung für den Blutdruck: Indem sie sich weiten und schließen, können die Arteriolen den Blutstrom zu den zu versorgenden Organen und Geweben genau regulieren. Um den Blutstrom in diesen Endstrombahnen (Kapillaren) zu garantieren, ist eine bestimmte Höhe des Blutdrucks in den Arteriolen notwendig. Der Blutdruck ist also die Kraft, die unser Blut durch den Körper zirkulieren lässt.

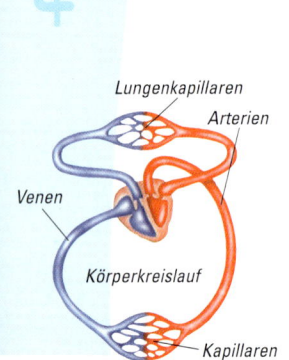

Lungenkapillaren
Arterien
Venen
Körperkreislauf
Kapillaren

Die Kapillaren haben an der Regulierung des Blutdrucks einen entscheidenden Anteil.

Der Blutdruck ist keine konstante Größe, da er sich im Laufe eines Tages und auch in der Nacht immer wieder verändert. Bei Anstrengungen steigt er an, in Ruhephasen sinkt er.

Natürliche Schwankungen des Blutdrucks

Die Höhe des Blutdrucks muss sich ständig wechselnden Anforderungen anpassen; dies führt dazu, dass der Blutdruck starken Schwankungen unterworfen ist. Zudem folgen die Blutdruckveränderungen einem Tag-Nacht-Rhythmus. Während des Schlafs fällt der Blutdruck normalerweise stark ab, da der Sauerstoffbedarf des Körpers erheblich geringer ist. Beim Aufstehen kann der Blutdruck dann ansteigen und erreicht, abhängig davon, welcher Tätigkeit Sie nachgehen, höhere Werte. Am höchsten ist der Blutdruck bei körperlichen Anstrengungen. Der stärkste Blutdruckanstieg wurde bei Gewichthebern beobachtet: Sie erreichen oft Werte, die dreimal so hoch sind wie unter normalen Bedingungen. Auch seelische Anspannung kann zu einem Blutdruckanstieg führen.

Was sind Systole und Diastole?

Ihnen ist wahrscheinlich bekannt, dass ein Blutdruck von 120/80 (sprich: 120 zu 80) als normal gilt. Warum benötigt man aber zwei Werte, um den Blutdruck zu beschreiben?
Normalerweise pumpt Ihr Herz etwa 70-mal pro Minute Blut in die Arterien. Im Moment des Blutausstroms aus dem Herz steigt der Druck in den Arterien an, ist der Pumpvorgang (Kontraktion) beendet, fällt der Druck wieder auf den Ausgangsblutdruck im Gefäßsystem ab. Die Periode des Pumpvorgangs wird Systole genannt, die Phase des Erschlaffens heißt Diastole. In der Diastole steht das Herz keineswegs still; vielmehr füllt frisch mit Sauerstoff angereichertes Blut aus dem Lungenkreislauf das erschlaffte Herz auf. In der nachfolgenden Systole wird dieses Blut wieder ausgepumpt.

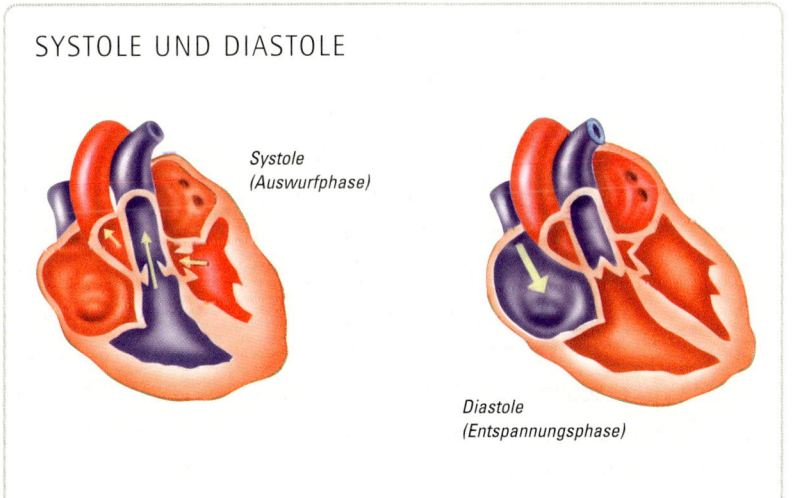

SYSTOLE UND DIASTOLE

Systole
(Auswurfphase)

Diastole
(Entspannungsphase)

In der Systole zieht sich das Herz zusammen und stößt unter Druck Blut aus, in der Diastole erschlafft der Herzmuskel.

Der Spitzenwert ist der systolische Blutdruck (in diesem Fall 120), der Basiswert der diastolische Blutdruck (in diesem Fall 80). Dies bedeutet, dass der Blutdruck in den Arterien auch während der Herzerschlaffung nicht auf Null absinkt. Der durch die Herzaktion erzeugte Druck weist immer leichte Abweichungen gegenüber dem jeweiligen Vorwert auf, sodass praktisch nie identische Blutdruckwerte hintereinander auftreten.

Wie wird der Blutdruck reguliert?

Seit Jahrzehnten beschäftigen sich viele Wissenschaftler auf der ganzen Welt mit dieser Frage. Vermutlich gibt es hunderte von verschiedenen Einflüssen, die den Blutdruck regulieren. Die Forschung arbeitet unablässig daran, das Verständnis dieser Vorgänge zu verbessern. Das wichtigste Ziel ist dabei, auf diesem Weg neue Medikamente zu entwickeln, die den Blutdruck absenken.

Die Erforschung sämtlicher Faktoren, die den Blutdruck beeinflussen, wird die Wissenschaft vermutlich noch Jahre beschäftigen.

Wichtige physikalische Grundlagen: die Hämodynamik
Fest steht, dass physikalisch gesehen zwei Vorgänge von entscheidender Bedeutung für die Regulierung des Blutdrucks sind: Dabei handelt es sich zum einen um die Auswurfleistung des Herzes und zum zweiten um den so genannten peripheren Gefäßwiderstand, der im Wesentlichen durch die schon erwähnten Arteriolen gesteuert wird. Der Fluss in den Gefäßen und der Widerstand bestimmen somit die Höhe des Blutdrucks im Gefäßsystem. Auf der Grundlage dieses physikalischen Prinzips sind andere Einflussfaktoren für die Feinregulierung des Blutdrucks zuständig.

Die Rolle des autonomen Nervensystems
Das so genannte autonome Nervensystem kontrolliert den Blutdruck. Die Bezeichnung autonom steht für die Tatsache, dass dieser Teil des Nervensystems nicht unserem Willen unterliegt. Die zwei Anteile des

autonomen Nervensystems, Sympathikus und Parasympathikus, wirken gegensätzlich und sind dadurch in der Lage, wichtige Funktionen wie Herzschlag und Gefäßwiderstand zu steuern. Der Sympathikus ist dabei eher die treibende Kraft, da er den Herzschlag beschleunigt und die Arteriolen verengt; hierdurch wird der Blutdruck nach oben getrieben. Der Sympathikus ist für das in der Evolution des Menschen wichtige Flucht- und Kampfverhalten von zentraler Bedeutung. Der Parasympathikus wirkt als Gegenspieler; er bremst die Herzfrequenz, und dadurch sinkt der Blutdruck. Es ist der Nettoeffekt beider Systeme, der für den jeweiligen Ist-Zustand des Kreislaufs sorgt.

Die Wirkungen des Sympathikus werden durch bestimmte Überträgersubstanzen (Transmitter) erzielt. Eine dieser Substanzen ist Noradrenalin, das durch Nervenendigungen an den Arteriolen freigesetzt wird und dort an speziellen »Andockstellen« (Rezeptoren) den Vorgang der Gefäßverengung auslöst. Diese Rezeptoren bezeichnet man auch als Adreno-Rezeptoren, für die es zwei Haupttypen gibt: die Alpha- und die Betarezeptoren. Für die Kontraktion durch Noradrenalin sind die Alpharezeptoren verantwortlich, für andere Funktionen des sympathischen Systems die Betarezeptoren. Betarezeptoren befinden sich beispielsweise im Herz. Hier vermitteln sie eine Beschleunigung des Herzschlags. In der Niere wird durch Stimulation von Betarezeptoren das Hormon Renin ausgeschüttet. Dieses Hormon setzt Prozesse in Gang, die den Blutdruck ansteigen lassen.

Renin-Angiotensin-Aldosteron-System

Das in der Niere gebildete Hormon Renin wird in den Blutkreislauf freigesetzt, beeinflusst jedoch selbst den Blutdruck in keinster Weise. Es führt vielmehr zu einem chemischen Abspaltungsprozess, bei dem ein kleines Peptid, das Angiotensin I, gebildet wird. Dieses Molekül ist ebenfalls biologisch inaktiv; es wird aber durch ein anderes, im Körper weit verbreitetes Enzym, das Angiotensin-Conversions-Enzym (ACE), rasch in Angiotensin II überführt. Angiotensin II ist das wirk-

Sympathikus und Parasympathikus wirken als Gegenspieler. Ersterer beschleunigt den Herzschlag, wodurch auch der Blutdruck steigt; Letzterer bremst die Herzfrequenz, was den Blutdruck sinken lässt.

same Effektorpeptid des beschriebenen Systems. Es führt zu einer sehr starken Gefäßverengung und setzt zusätzlich in der Nebennierenrinde Aldosteron, ein weiteres wichtiges Hormon zur Blutdruckregulierung, frei. Aldosteron wirkt auf die Niere, indem es der Ausscheidung von Kochsalz entgegenwirkt. Dieses Hormon versuchte in der frühen Menschheitsgeschichte, Salz für den Organismus zu konservieren und dadurch dem konstant drohenden Salzmangel entgegenzusteuern. Aus diesem Grund gilt Salzmangel als starker Stimulus für das Renin-Angiotensin-System. Weitere wichtige stimulierende Faktoren sind ein niedriger Blutdruck und das sympathische Nervensystem (über die Aktivierung von Betarezeptoren).

Sehr erfolgreich werden Hemmstoffe des Renin-Angiotensin-Systems für die Behandlung von hohem Blutdruck eingesetzt:

• ACE-Hemmer: Sie verhindern die Bildung von Angiotensin II.

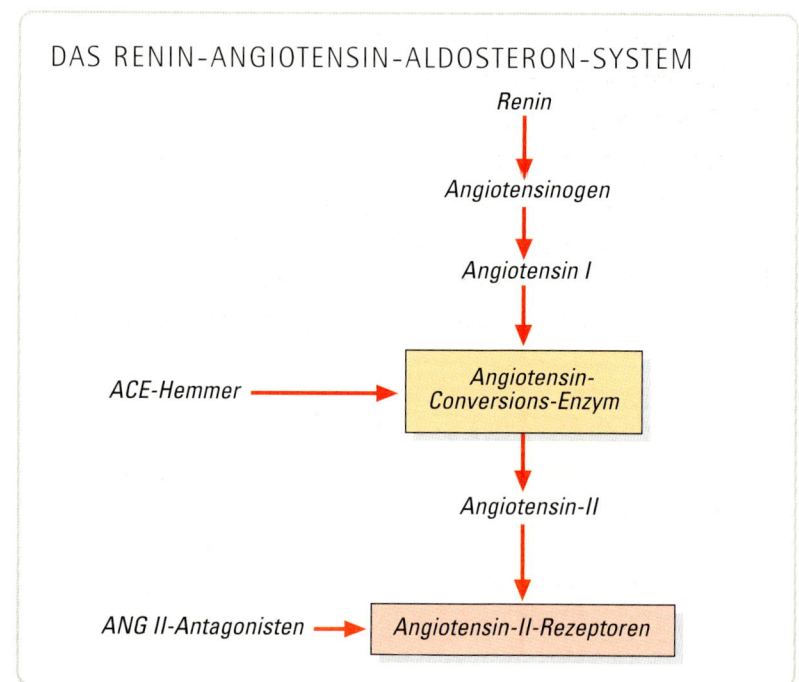

DAS RENIN-ANGIOTENSIN-ALDOSTERON-SYSTEM

Renin

Angiotensinogen

Angiotensin I

ACE-Hemmer ⟶ Angiotensin-Conversions-Enzym

Angiotensin-II

ANG II-Antagonisten ⟶ Angiotensin-II-Rezeptoren

Hemmstoffe des Renin-Angiotensin-Aldosteron-Systems werden erfolgreich gegen hohen Blutdruck eingesetzt.

• Angiotensin-II-Antagonisten: Sie hemmen die Angiotensin-II-Wirkung direkt an der Andockstelle am Gefäß.

Mehr zu diesen Wirkstoffen finden Sie im Kapitel über medikamentöse Therapie auf den Seiten 58 bis 73.

Die Grenze zum Bluthochdruck: Definitionssache?

Biologisch gesehen gibt es keine scharfe Grenze zwischen normalem und erhöhtem Blutdruck. Vielmehr besteht hier ein Kontinuum mit einem langsam ansteigenden Risiko für den Patienten. Anders als etwa bei einer Krebserkrankung, die man entweder hat oder nicht, handelt es sich bei Bluthochdruck eher um ein quantitatives als ein qualitatives Problem. Gibt die Natur keine festen Grenzen vor, sind alle Definitionen in gewisser Weise beliebig und können sich nur auf Erfahrungswerte stützen.

Trotzdem ist es natürlich sinnvoll und notwendig, den hohen Blutdruck zu definieren, um Ärzten Anhaltspunkte für entsprechende Maßnahmen an die Hand zu geben. Unterschiedliche Gremien und Institutionen haben sich dieser schwierigen Aufgabe gewidmet und entsprechende Empfehlungen veröffentlicht. Maßgeblich sind in diesem Bereich die Weltgesundheitsorganisation (WHO), die International Society of Hypertension (ISH), das Joint National Committee (JNC) in den USA sowie zahlreiche nationale Expertengremien. Diese Empfehlungen wurden im Laufe der Jahre immer wieder dem wissen-

Bluthochdruck ist eher ein quantitatives denn ein qualitatives Problem. Dennoch existieren verbindliche Grenzwerte, die von verschiedenen nationalen und internationalen Gremien festgelegt werden.

BLUTDRUCKDEFINITIONEN (NACH WHO 1999)

optimaler Blutdruck	*bis 120/80 mmHg*
normaler Blutdruck	*bis 130/85 mmHg*
hochnormaler Blutdruck	*bis 140/90 mmHg*
kontrollbedürftiger Grenzbereich	*bis 160/95 mmHg*
eindeutig erhöhter Blutdruck	*über 160/95 mmHg*

schaftlichen Fortschritt angepasst. Aufgrund der Ergebnisse wichtiger Studien wurden Ende der 90er Jahre neue, veränderte Definitionen veröffentlicht, die in der vorangegangenen Tabelle aufgeführt sind. Es sollte jedoch auch stets berücksichtigt werden, dass die biologische Wirklichkeit gar nicht so leicht durch solche Definitionen beschrieben werden kann.

Systolisch oder diastolisch – welcher Wert ist wichtiger?

Diese Frage ist nicht leicht zu beantworten. Früher waren sich die Wissenschaftler einig, dass der diastolische (untere) Wert größere Bedeutung besitzt als der systolische. Dies lag vor allem daran, dass die ersten großen Untersuchungen in den USA (Veterans Administration Cooperative Studies) zum Bluthochdruck in den 60er und 70er Jahren des 20. Jahrhunderts sich am diastolischen Wert orientierten. Erst in den letzten Jahren wurde durch großangelegte epidemiologische Studien gezeigt, dass der systolische Blutdruck doch eine etwas größere Bedeutung für die Einschätzung des Herz-Kreislauf-Risikos besitzt als der diastolische. Natürlich hängt das Risiko auch ganz wesentlich vom Schweregrad der Blutdruckveränderung ab, sodass man mit pauschalen Aussagen immer etwas zurückhaltend sein sollte.

Anhand des systolischen Blutdruckwertes lässt sich das Risiko für eine Herz-Kreislauf-Erkrankung einschätzen.

HERZINFARKT- UND SCHLAGANFALLRISIKO FÜR ÄLTERE MENSCHEN

Zweifelsohne ist es so, dass gerade ältere Patienten mit einem meist nur systolisch erhöhten Blutdruck – der diastolische Wert ist normal oder sogar niedrig – ein besonders hohes Risiko tragen, einen Herzinfarkt oder einen Schlaganfall zu erleiden. In den letzten Jahren wurde durch Studien nachgewiesen (Syst-Eur), dass gerade diese Patienten von einer blutdrucksenkenden Behandlung in besonderer Weise profitieren.

Wie wird der Blutdruck gemessen?

In der Regel wird die Messung vom Arzt oder vom ärztlichen Hilfspersonal vorgenommen. Auch bieten viele Apotheken die Möglichkeit
an, den Blutdruck überprüfen zu lassen. Seit einiger Zeit hat es sich
zunehmend durchgesetzt, dass Betroffene selbst ihren Blutdruck
kontrollieren. Dies gilt nicht nur für Patienten mit Bluthochdruck;
auch gesundheitsbewusste Menschen, die sich vorbeugend informie-
ren wollen, messen ihren Blutdruck selbst (siehe auch Seite 76).

Was Sie zur Blutdruckmessung wissen sollten

Am häufigsten wird zur Blutdruckmessung ein Quecksilbermanome-
ter oder ein Federmanometer verwendet; Letzteres ist wegen seiner
Handlichkeit auch zur Blutdruckselbstmessung geeignet.

Die international einheitliche technische Einheit für die Messung des
Blutdrucks lautet mmHg. Diese Abkürzung steht für Millimeter (mm)
Quecksilber-(chemisch Hg) Säule. Diese Einheit ist historisch bedingt,
da die sehr bewährte traditionelle Blutdruckmessung auf einem
Gerät mit einer Quecksilbersäule beruht. Dabei ist die Höhe der Säule ein Maß für den Blutdruck. Neben diesem Blutdruckmessgerät,
dem Sphygmomanometer, benötigt Ihr Arzt für die traditionelle Blutdruckmessmethode noch ein Stethoskop.

Die Messung wird nun wie folgt durchgeführt: Die Manschette, die
über einen dünnen Schlauch mit dem Druckmesser verbunden ist,
wird um den Oberarm gelegt. Mit dem Gummiballon wird so lange
Luft in die Manschette gepumpt, bis der Druck in der Manschette höher ist als der Druck in den Gefäßen. Das Blut kann so nicht mehr in
den Arm fließen. Mit der Ventilschraube wird daraufhin die Luft aus
der Manschette langsam wieder abgelassen. Unterschreitet der Man-
schettendruck den systolischen Druck, fließt Blut in die Unterarm-
gefäße. Das Stethoskop direkt unterhalb der Manschette in der Ellen-
beuge macht die Klopfgeräusche hörbar, die dann bei jedem Herzschlag auftreten. In dem Augenblick des ersten hörbaren Geräusches

Der Blutdruck wird immer an der gleichen Stelle – meist am Oberarm – gemessen. Er wird in zwei Werten angegeben: dem oberen (systolischen) und dem unteren (diastoli-schen) Druck. Die Maß-einheit ist mmHg.

kann man den systolischen Druck am Manometer ablesen. Unter weiterem Ablassen des Manschettendrucks werden die Klopfgeräusche zunächst lauter und deutlicher, um dann in der Nähe des diastolischen Drucks wieder leiser zu werden. Der diastolische Druck ist erreicht, wenn die Klopfgeräusche nicht mehr hörbar sind. Die entsprechenden Druckwerte werden auf 2 mmHg genau abgelesen.

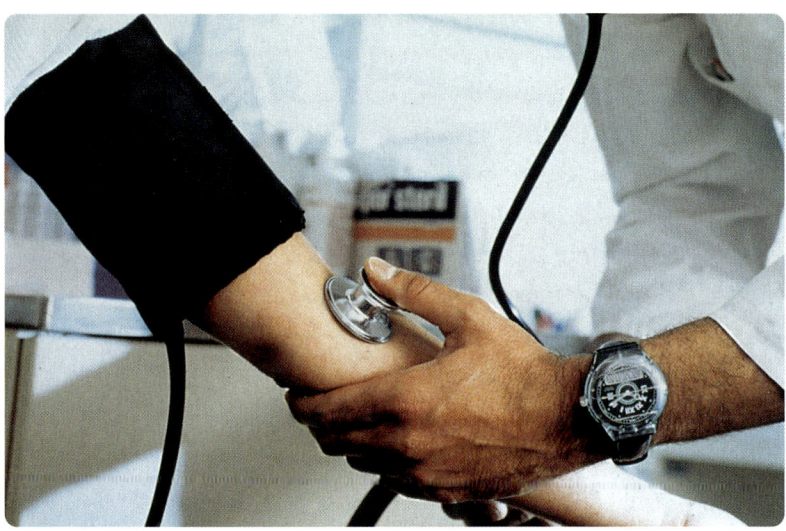

Am Beginn der Diagnostik steht die Blutdruckmessung durch den Arzt.

Seit einigen Jahren gibt es auch Geräte und Techniken, bei denen das Messverfahren automatisiert abläuft. Das verwendete physikalische Messprinzip ist dabei meist die Oszillometrie. Hierbei wird der Blutdruck über Schwingungen des untersuchten Gefäßes ermittelt. Der Markt bietet automatische Geräte an, die sich auch zur Selbstmessung am Oberarm und am Handgelenk eignen. Diese Geräte sind qualitativ gut und zuverlässig. Nur wenn Sie seit langem an Diabetes mellitus oder an einer chronischen Gefäßerkrankung leiden, sollten Sie keine Messgeräte für das Handgelenk verwenden, da die Technologie hierfür noch nicht ausreichend erprobt ist.

Für den Einsatz in der Arztpraxis oder im Krankenhaus gibt es Geräte, die den Blutdruck in bestimmten Intervallen über einen Zeitraum von 24 Stunden messen und aufzeichnen können. Bei jeder Messung am Oberarm ist wichtig, dass die Manschettengröße dem Umfang des Oberarms angepasst ist. Andernfalls ergeben sich falsche Messwerte. Die Standardmanschette ist für einen Oberarmumfang bis zu 33 Zentimeter geeignet.

Bei kräftigeren Oberarmen muss bei jedem Messverfahren eine größere Manschette verwendet werden, bei sehr schlanken Menschen oder bei Kindern eine entsprechend kleinere Version. Werden Blutdruckmessgeräte für das Handgelenk verwendet, muss auf die Stärke des Handgelenks geachtet werden, da diese Geräte für sehr kräftige Handgelenke manchmal nicht geeignet sind.

Beim Kauf eines solchen Gerätes lassen Sie sich am besten im Fachgeschäft oder in der Apotheke beraten. Selbstverständlich sollten Sie auch Ihren Arzt befragen, welches Gerät er Ihnen empfiehlt. Manchmal lohnt sich auch ein Telefonat mit einem Mitarbeiter Ihrer Krankenkasse. Wichtig ist – gleichgültig für welches Gerät Sie sich entscheiden –, dass die Werte klar und genau abzulesen sind. Bei den Geräten, die nicht vollautomatisch die gemessenen Werte anzeigen, sollte die Skala ein Ablesen der Werte auf 2 mmHg genau erlauben. Die Maßeinheit kiloPascal (kPa) hat sich weltweit bisher nicht durchgesetzt, weshalb die Angabe in einer zweiten Maßeinheit eher verwirrend und daher überflüssig ist.

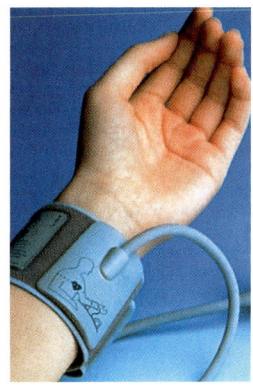

Automatische Handgelenk-Blutdruckmessgeräte liefern zuverlässige Werte.

BLUTDRUCK MESSEN – ERLERNEN UNTER ANLEITUNG

Obwohl der technische Ablauf der Blutdruckmessmethode mit dem Federmanometer relativ einfach ist, sollten Arzt, Arzthelferin und natürlich auch Patienten, die ihren Blutdruck selbst messen, diese Methode nach festgelegten Standards regelrecht erlernen und trainieren. Es hat sich gezeigt, dass gerade beim Blutdruckmessen sehr viele Fehler gemacht werden, die dann zu falschen Messwerten führen.

METHODEN ZUR BLUTDRUCKMESSUNG

Gerät	Technologie	Vorteil	Bemerkungen
Quecksilber-manometer »Goldstandard«	Auskultatorisch Oberarm	Bewährt	Nicht für Eigenmessung
Feder-manometer	Auskultatorisch Oberarm	Bewährt	Zur Eigenmessung geeignet
Automatisches Oberarm-messgerät	Oszillometrisch	Objektive Messung	Nicht bei Rhythmus-störungen
Automatisches Handgelenk-messgerät	Oszillometrisch	Objektive Messung	Nicht bei Gefäß-erkrankungen
Automatische 24-Stunden-messung	Oszillometrisch, Oberarm	Objektive Messung	Nur für »Profis«
Intraarteriell (Messsonde im Gefäß)	Direkte Druck-messung	Präzise	Nur in der Klinik, invasiv

★ **Expertentipp**

Bei der Messung am Handgelenk ist von entscheidender Bedeutung, dass der Unterarm auf Herzhöhe gehalten wird; andernfalls ergeben sich zu hohe oder zu niedrige Werte. Moderne Geräte verfügen über einen Sensor, der die richtige Position des Messgeräts anzeigt.

Ist Bluthochdruck eine Krankheit?

Fast jeder Mensch hat hin und wieder erhöhte Blutdruckwerte; manche Menschen haben sogar dauerhaft erhöhte Blutdruckwerte und werden sehr alt damit, möglicherweise ohne jemals etwas von dem erhöhten Blutdruck zu erfahren. Auch steigt der Blutdruck – allerdings meist nur der systolische – mit zunehmendem Alter praktisch immer an. Man kann also nicht wirklich von einer Krankheit sprechen, weil Krankheit ja meist mit Schmerzen und Verlust der körperlichen oder geistigen Leistungsfähigkeit bis hin zum Siechtum verbunden wird. Bei den meisten Hypertonikern ist jedoch das Gegenteil der Fall: Der erhöhte Blutdruck wirkt sich gar nicht oder kaum – etwa mit Kopfschmerzen – auf ihr Befinden aus und schränkt ihre Leistungsfähigkeit nicht im Geringsten ein. In den meisten Fällen von Bluthochdruck spricht man daher besser von einem Risikofaktor für Folgeerkrankungen des Herz-Kreislauf-Systems und nicht von einer Krankheit im eigentlichen Sinn.

Mögliche Folgen von Bluthochdruck

Was passiert im Organismus bei der Entwicklung dieser gefürchteten Folgeerkrankungen? Verschiedene Prozesse lassen sich hier voneinander abgrenzen.

Zum einen kann das eintreten, was viele Menschen mit der Vorstellung eines erhöhten Blutdrucks verbinden: Es kommt zum Bersten (Ruptur) eines Gefäßes. Dieser Vorgang tritt am häufigsten in Hirngefäßen auf, da diese eine vergleichsweise dünne Arterienwand besitzen. Eine Ruptur in Hirngefäßen kann zum **Schlaganfall** führen: Blut tritt aus dem Gefäß aus und dringt in die Umgebung ein. In der Folge wird das umgebende Hirngewebe innerhalb weniger Minuten unwiderruflich zerstört. Leider setzt sich dieser Zerstörungsprozess noch weiter fort; als Reaktion auf die Gewebeschädigung bildet sich ein Gehirnschwellung (Ödem) aus, die weiteres Gewebe zum Absterben bringen kann. Glücklicherweise führt heute ein Schlaganfall nicht mehr so häufig zum Tod. Die Aufgaben des zerstörten Gehirngewebes können von anderen Hirnzellen – leider jedoch oft nur unvollkommen – übernommen werden.

Eine andere Folge von Bluthochdruck kann ein so genanntes **Aneurysma** sein. Dabei kommt es in größeren Gefäßen, besonders in der Hauptschlagader, zu einer langsam fortschreitenden, meist unregelmäßigen Ausdehnung des Gefäßes. Nimmt die Schädigung im Laufe des Lebens weiter zu, kann ein solches Aneurysma, ähnlich wie bei der Hirnblutung, plötzlich bersten. Folge ist nicht selten ein tödlicher

Eine verbreitete Folgeerkrankung von Bluthochdruck ist ein Schlaganfall. Dieser endet heute nicht mehr so häufig tödlich. Da jedoch in jedem Fall Hirngewebe zerstört wird, sind fast immer geistige oder motorische Ausfallerscheinungen die Folge.

BLUTHOCHDRUCK – RISIKO FÜR SCHWERE FOLGEERKRANKUNGEN

Bluthochdruck ist keine Krankheit im eigentlichen Sinn, stellt aber ein erhöhtes Risiko für mögliche schwere Folgeerkrankungen dar. Hierzu zählen in erster Linie Schlaganfall, Herzschwäche, Herzinfarkt und Nierenversagen bis hin zur Notwendigkeit einer Dialysebehandlung. Meist vergehen 10, 20 oder sogar 30 Jahre, bis diese Folgeerkrankungen – meist plötzlich – auftreten. Dies bedeutet jedoch keineswegs, dass jeder Hochdruckkranke schwerwiegende Komplikationen erfahren muss – ganz abgesehen von den heutigen Behandlungsmöglichkeiten. Ebenso bedeutet dies aber auch nicht, dass Menschen mit normalem Blutdruck hiervon verschont bleiben. Nur das relative Risiko ist bei Hochdruckpatienten zum deutlich ungünstigeren Profil verschoben.

Blutungsschock. Wird ein Aneurysma rechtzeitig entdeckt, kann es operativ entfernt werden. Als weitere Hochdruckfolge kann es auch zu einem Einreißen der Gefäßschichten in der Längsrichtung kommen, was in der Fachsprache als **Gefäßdissektion** bezeichnet wird.

Auch die Arteriosklerose wird durch hohen Blutdruck in ihrem natürlichen Fortgang beschleunigt.

Die dritte unangenehme Folge von erhöhtem Blutdruck ist die beschleunigende Wirkung auf den natürlichen Vorgang der **Arteriosklerose**. Hiervon betroffen sind größere Gefäße, die das Gehirn, das Herz, die Nieren und die untere Extremität versorgen.

Die Gefahr einer Verdickung des Herzmuskels

Noch in anderer Hinsicht wirkt sich Bluthochdruck auf das Herz aus: Der erhöhte Druck im Gefäßsystem lässt die Pumpleistung des Herzes ansteigen. Dies führt zu einer Zunahme der Herzmuskelmasse. Auch bei Leistungssportlern (Marathonläufern, Ruderern) kann oft eine Zunahme der Herzgröße beobachtet werden. Bei Sportlern geht dies jedoch auf das vergrößerte Blutvolumen zurück, welches das Herz zu größerer Leistung antreibt. Die Herzmuskelwand selbst ist häufig gar nicht wesentlich verdickt. Beim Hypertoniker hingegen ist das Blutvolumen meist unverändert; das Anpumpen gegen den hohen Druck führt aber zu einer deutlichen Zunahme der Herzwanddicke, ohne dass das Herzvolumen zunächst zunimmt.

Die stark verdickte Herzwand ist als krankhafte Hochdruckfolge anzusehen, da der Herzmuskel einen über das normale Maß hinausgehenden Sauerstoffbedarf aufweist und deshalb entsprechend empfindlich auf jegliche Minderung der Sauerstoffzufuhr reagiert. Dies kann – im wahrsten Sinne des Wortes – fatale Folgen für den Betroffenen haben, wenn der hohe Blutdruck gleichzeitig zu einer Schädigung der Herzkranzgefäße geführt hat. Zusätzlich steigt durch einen verdickten Herzmuskel das Risiko für Herzrhythmusstörungen an. Heute ist es dem Arzt möglich, mittels einer speziellen Ultraschalluntersuchung, der Echokardiographie, die Herzwanddicke äußerst präzise zu bestimmen.

Durch das Anpumpen gegen den hohen Druck kann sich bei Hochdruckkranken die Herzwand deutlich verdicken, was unter anderem das Risiko für Herzrhythmusstörungen ansteigen lässt.

Unter Hochdruck: Beeinträchtigung des täglichen Lebens

Typischerweise führt Bluthochdruck, abgesehen von den schwersten Formen (maligne Hypertonie oder hypertensive Krise), zu keinerlei Beschwerden. Daraus ließe sich folgern, dass Sie in Ihrem täglichen Leben nicht durch Bluthochdruck beeinträchtigt werden. Leider sieht die Realität jedoch etwas anders aus.

Haben Sie als Hypertoniker beispielsweise die Absicht, eine Lebensversicherung abzuschließen, müssen Sie damit rechnen, dass Ihnen die Versicherung einen abschlägigen Bescheid schickt oder Sie nur gegen Risikozuschlag versichert. Dies geht darauf zurück, dass Versicherungsgesellschaften große epidemiologische Datenbanken zur Risikoabschätzung (siehe auch Abbildung S. 23) heranziehen. Auch ist die Ausübung bestimmter Berufe, etwa der Pilotenberuf, nur eingeschränkt möglich. In den USA war es lange Zeit üblich, Arbeitnehmer aufgrund eines bei der Eingangsuntersuchung festgestellten erhöhten Blutdrucks nicht in ein festes Angestellenverhältnis zu übernehmen. Wenn Sie blutdrucksenkende Medikamente einnehmen, kommt es als Nebenwirkung nicht selten zu subjektiven Beschwerden (mehr dazu im Kapitel »Medikamentöse Behandlung«, Seiten 58 bis 73). Auch bestimmte Sportarten, wie Tauchen oder Kraftsport, sollten vermieden werden (mehr dazu im Kapitel »Körperliche Aktivität«, Seite 54 bis 56).

Symptome des erhöhten Blutdrucks

Obwohl Bluthochdruck in den meisten Fällen nicht als Krankheit im eigentlichen Sinne anzusehen ist, gilt erhöhter Blutdruck als wichtiger Risikofaktor für schwere Folgeerkrankungen des Herzes, des Gehirns, der Nieren und der Gefäße.

Bluthochdruck verursacht, wie bereits dargelegt, meist keine spezifischen Beschwerden, und entsprechend uncharakteristisch sind auch die Symptome. Beschwerden wie allgemeines Unwohlsein, Schlafstörungen, trockener Mund und Störungen der Sexualfunktion kommen tatsächlich etwas häufiger bei Hochdruckpatienten vor. Wegen der großen Verbreitung solcher Beschwerden ist eine Zuordnung zur Hochdruckerkrankung im Einzelfall jedoch nicht möglich.

Führt erhöhter Blutdruck verstärkt zu Kopfschmerzen?

Kopfschmerzen werden in der Bevölkerung oft mit erhöhtem Blutdruck in Verbindung gebracht. Die meisten Menschen mit erhöhtem Blutdruck klagen jedoch gar nicht über Kopfschmerzen. Auch ist nicht sicher, ob Patienten mit Hochdruck häufiger unter Kopfschmerzen leiden als Gesunde. Nur bei wirklich schwersten Hochdruckformen (maligne Hypertonie oder hypertensive Krise) können Kopfschmerzen Ausdruck einer hypertensiven Entgleisung sein. Sie werden feststellen, dass dieser Abschnitt recht vage formuliert ist. Dies liegt daran, dass Kopfschmerzen rein subjektiver Natur sind. Es gibt keine Methode zur Objektivierung, sodass auch klinische Untersuchungen mit diesem Problem behaftet sind.

Kostenlose Aktualisierung im Internet

Lieber Leser, liebe Leserin,

mit dem Kauf dieses Buches erhalten Sie den kostenlosen Zugang zu unserem Aktualisierungsdienst im Internet! Alle Informationen, die Sie im Buch finden, und viele News zum Thema werden für Sie ständig aktuell aufbereitet. Auf dieser Postkarte finden Sie Ihre persönliche Registrierungsnummer. Wählen Sie im Internet die Adresse www.almeda.de an. Klicken Sie hier die Rubrik »Bibliothek«. In eine Maske können Sie die Registrierungsnummer eingeben. Nennen Sie außerdem ein beliebiges Codewort, mit dem Sie in Zukunft immer direkten Zugang zu den aktuellen Informationen erhalten. Die Registrierungsnummer benötigen Sie dann nicht mehr.

Ihre Registrierungsnummer: № 238159

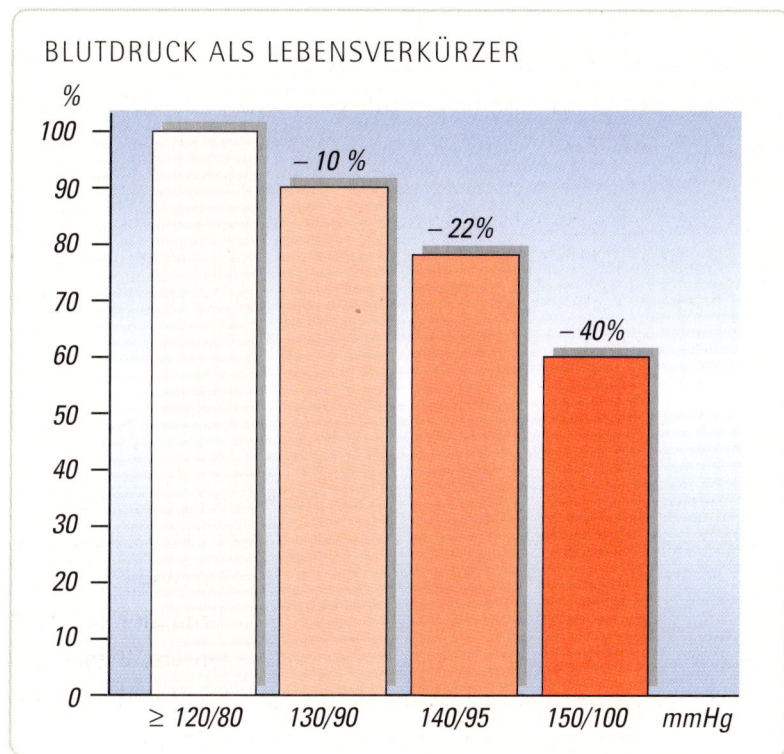

BLUTDRUCK ALS LEBENSVERKÜRZER

Hoher Blutdruck verkürzt die Lebenserwartung ganz entscheidend.

Hinzu kommt das Phänomen der selektiven Wahrnehmung; kaum erfahren Menschen von ihrem erhöhten Blutdruck, geben sie – im Vergleich zu vorher – in einem viel höheren Prozentsatz an, unter Kopfschmerzen zu leiden. Bei Kopfschmerzen, die in vorher nie gekannter Heftigkeit auftreten, muss auch an die seltene Möglichkeit einer so genannten Subarachnoidalblutung gedacht werden. Hier handelt es sich um eine bestimmte Form der intrakraniellen Blutung, also einer Blutung im Schädel. Diese Blutung kann durch hohen Blutdruck begünstigt werden. Das äußerst bedrohliche Krankheitsbild kann rasch zum Tode führen – rufen Sie umgehend einen Notarzt! Nehmen Sie kein Aspirin, um die Blutungsneigung nicht zu verstärken. Besser eignen sich Paracetamol-Tabletten oder Novalgin-Tropfen.

Bluthochdruck verursacht meist keine körperlichen Beschwerden; dennoch können Ihnen die damit verbundenen Begleitumstände durchaus Probleme bereiten und Ihr tägliches Leben ungünstig beeinflussen.

BESSER MESSEN ALS SCHÄTZEN

Wie können Sie nun herausfinden, ob Ihr Blutdruck erhöht ist? Einzig und allein die Messung des Blutdrucks kann diese Frage beantworten. Diese Antwort mag Sie überraschen, da Sie vielleicht davon überzeugt sind, zu spüren, wenn Ihr Blutdruck hoch ist. Dies mag tatsächlich in Situationen der Fall sein, die Ihnen Stress oder Ärger bereiten: Wenn Sie dann Ihren Blutdruck messen, ist er hoch. Diese Beobachtung kann man im Übrigen auch bei sonst völlig gesunden Menschen machen. Es gibt Patienten, die tatsächlich ein recht gutes Gefühl dafür haben, ob ihr Blutdruck normal oder erhöht ist. Für alle anderen Menschen, ob gesund oder krank, ist jedoch nur die Messung eine zuverlässige Methode.

Bluthochdruck verursacht meist nur unspezifische Beschwerden, wie beispielsweise Schlafstörungen.

In den allermeisten Fällen ist es aber nicht angebracht, erhöhten Druck im Kopf mit Kopfschmerzen in Verbindung zu bringen. Spitzensportler mit extrem hohen Blutdruckwerten klagen nicht vermehrt über Kopfschmerzen; andererseits sind schwer kranke Patienten mit erhöhtem Hirndruck, etwa als Folge eines Hirntumors, zwar von allen möglichen Komplikationen bedroht, selten aber von Kopfschmerzen.

Die verschiedenen Formen von Bluthochdruck

Bluthochdruck lässt sich sinnvollerweise nach zwei Kriterien einteilen: einmal nach der Ursache, zum anderen nach dem Schweregrad.

Ursachen für Bluthochdruck

Etwa 95 Prozent aller Menschen mit hohem Blutdruck haben einen essentiellen Hypertonus (auch genetische oder primäre Hypertonie genannt). Mediziner benutzen die Bezeichnung »essentiell« immer dann, wenn nicht genau feststeht, wo die Ursache liegt. Trotz zahlloser Untersuchungen in den letzten Jahrzehnten ist man der wirklichen Ursache dieser weitaus häufigsten Hochdruckform nicht wirklich näher gekommen. Schon lange ist bekannt, dass die essentielle Hypertonie eine starke genetische Komponente hat, da sie gehäuft innerhalb betroffener Familien vorkommt. Es scheinen hier aber noch andere Mechanismen von Bedeutung zu sei. Eine Beobachtung, die dies unterstützt, ist, dass Menschen mit essentieller Hypertonie ganz unterschiedlich auf ein bestimmtes blutdrucksenkendes Medikament reagieren können: Bei einigen sinkt der Blutdruck auf Normalwerte ab, bei anderen bewirkt das Medikament keine oder eine nur geringe Blutdrucksenkung. Faktoren, die die Entstehung von Bluthochdruck begünstigen können, sind in nachfolgender Tabelle aufgeführt. Selbst unter Einsatz sämtlicher diagnostischer Verfahren lassen sich meist keine organischen Ursachen für die essentielle Hypertonie finden.

Die Erforschung der Ursachen des essentiellen Hypertonus ist noch lange nicht abgeschlossen. Organische Ursachen sind meist nicht diagnostizierbar.

URSACHEN DES ESSENTIELLEN BLUTHOCHDRUCKS

- *Erbbedingte Veranlagung*
- *Empfindlichkeit gegen Kochsalz*
- *Übergewicht und falsche Ernährung*
- *Kaliummangel*
- *Überschießende sympathische Reaktion auf Umweltreize*
- *Bewegungsmangel*

Das Gegenteil ist bei den restlichen etwa fünf Prozent der Patienten mit Hypertonie der Fall. Hier findet man eine häufig korrigierbare, organische Ursache; man spricht dann von sekundärer Hypertonie. Die wichtigste sekundäre Form ist die renovaskuläre Hypertonie, die durch Verengung einer oder mehrerer Nierenarterien verursacht wird und zur Durchblutungsstörung der Nieren führt. Auch andere chronische Nierenerkrankungen, etwa als Folge einer Zuckerkrankheit (Diabetes mellitus), können zu erhöhtem Blutdruck führen. Andere

---

VIELFÄLTIGE URSACHEN FÜR BLUTHOCHDRUCK

Unterschieden wird grundsätzlich zwischen dem sehr häufigen essentiellen (synonym primär, genetisch) und dem sekundären Bluthochdruck als Folge einer bestimmten Grunderkrankung anderer Organe. Die Faktoren, die zu essentiellem Bluthochdruck führen, sind meistens anlagebedingt und vererbbar. Vor allem Übergewicht, falsche Ernährung und Bewegungsmangel begünstigen das Entstehen von Bluthochdruck.

---

seltene Ursachen sind Adenome (Tumoren) von Drüsengewebe (meist in der Nebenniere), die blutdrucksteigernde Hormone ins Blut abgeben. Sehr selten liegt die Ursache in Gefäßmissbildungen der Hauptschlagader. Selbst verschiedene Arzneimittel, darunter die »Pille« und bestimmte Schmerzmittel (nichtsteroidale Antiphlogistika), wirken manchmal blutdruckerhöhend. Gerade bei schweren Hochdruckformen sollte Ihr Arzt an die Möglichkeit sekundärer Hochdruckformen denken und nach diesen fahnden (siehe auch Seiten 42 bis 43).

Bei extrem erhöhtem Blutdruckwerten sollte Ihr Arzt unbedingt eine sekundäre Hochdruckform vermuten und den Ursachen auf den Grund gehen.

Schweregrad

Die Klassifizierung nach dem Schweregrad ist in gewisser Weise beliebig, da es – wie schon gesagt – keine scharfen Grenzen zwischen bedrohlichem und nicht bedrohlichem Hochdruck gibt. Früher wurde nur der diastolische Blutdruck für die Einteilung benutzt. Neuere Untersuchungen belegen, dass eher sogar der systolische Blutdruck ein erhöhtes Risiko anzeigen kann. Alle gängigen Einteilungen richten sich dabei nach dem »Gelegenheitsblutdruck«, also dem Blutdruck, der durch wiederholte Messungen mit einer Standardmethode bei Ihrem Arzt festgestellt wird. Die Registrierung des Blutdrucks mit einem automatischen 24-Stunden-Messgerät ist ein sehr wichtiges Hilfsmittel in der Diagnostik und Therapie, bildet aber nicht die Grundlage für die Klassifizierung.

Folgende Schweregrade kann man unterscheiden: Grenzwerthypertonie, leichte bis mittelschwere, schwere und maligne Hypertonie sowie die isoliert systolische Hypertonie. Aus klinisch-praktischen Erwägungen wird häufig noch zusätzlich zwischen labiler und stabiler Hypertonie unterschieden. Mit labiler Hypertonie meint man dabei Blutdruckschwankungen, die über das übliche Maß noch hinausgehen, ohne dass es hierfür eindeutige Definitionen gibt.

Zwei gute Gründe sprechen für diese relativ komplizierte Einteilung. Zum einen benötigt der Arzt Informationen zum Schweregrad Ihrer Hypertonie, um das Risiko für Sie besser abschätzen zu können. Dies hilft ihm bei der Entscheidung, ob die Behandlung unverzüglich einsetzen muss, ob eine Einweisung erforderlich ist oder ob er sich womöglich zunächst auf engmaschige Kontrollmessungen beschränken kann. Zum zweiten ist der Schweregrad des Hochdrucks auch ein Hinweis auf eine mögliche sekundäre Ursache. Bei einer schweren oder sogar malignen Hypertonie liegt die Wahrscheinlichkeit für eine renovaskuläre Ursache (Nierenarterien-Einengung) bei 10 bis 20 Prozent. Ihr Arzt wird deshalb entsprechende diagnostische Schritte auch vom Schweregrad Ihres Hochdrucks abhängig machen. Auf vier besondere Hochdruckformen wird im Folgenden näher eingegangen.

SCHWEREGRADE EINER HYPERTONIE (NACH WHO/ISH 1999)

Blutdruck (mmHg)	systolisch	diastolisch
Grenzwerthypertonie	140–149	90–94
Mild/leicht	140–159	90–99
Mittelschwer	160–179	100–109
Schwer	über 180	über 110
Maligne	über 200	über 120 *
Isoliert systolisch	über 140	unter 90

* mit schweren Endorganstörungen

Maligne oder akzelerierte Hypertonie

Mit maligner oder akzelerierter Hypertonie bezeichnet man die gefährlichste Form einer Hypertonie. Der Begriff maligne (bösartig) ist tatsächlich gerechtfertigt, weil diese Hypertonieform – ähnlich wie ein bösartiger Tumor – unbehandelt innerhalb von Monaten zum Tode führen kann. Gleichgültig welche Ursache, ob essentiell oder sekundär, jede Hypertonie kann aus nicht bekannten Gründen in eine maligne Phase übergehen. Es kommt dabei zur raschen und fort-

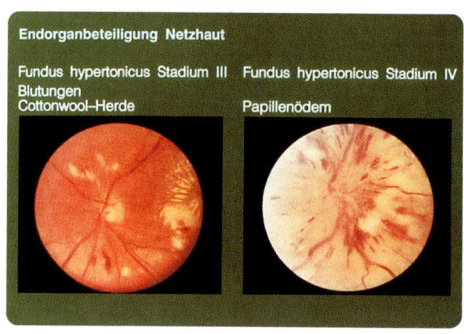

Endorganbeteiligung Netzhaut

Fundus hypertonicus Stadium III
Blutungen
Cottonwool-Herde

Fundus hypertonicus Stadium IV
Papillenödem

Eine maligne Hypertonie lässt sich leicht durch Spiegelung des Augenhintergrundes feststellen.

schreitenden Schädigung der Nieren, des Herzes, des Gehirns und des Augenhintergrunds mit der Folge, dass der Blutdruck in einer Art Teufelskreis immer weiter ansteigt. Meist handelt es sich um Patienten, die nicht oder nicht ausreichend mit Medikamenten behandelt werden, sodass diese – man darf schon sagen – tödliche Verlaufsform einer Hypertonie heute glücklicherweise recht selten geworden ist. Man kann sie leicht durch eine Spiegelung des Augenhintergrunds entdecken. Wenn sie erkannt wird, ist eine Behandlung in einer Spezialambulanz oder sogar im stationären Bereich dringend erforderlich.

Hypertensive Krise/hypertensiver Notfall

Hierunter versteht man eine sich meist rasch entwickelnde starke Erhöhung des Blutdrucks, die mit einem erheblichen Risiko für den Patienten verbunden ist. Diese Blutdruckentgleisungen müssen in jedem Fall sofort und konsequent behandelt werden. Treten subjektive Beschwerden wie Sehstörungen oder starker Schwindel bzw. Schläf-

Bei einem plötzlichen starken Blutdruckanstieg sollte sofort der Notarzt gerufen werden.

rigkeit oder Lähmungserscheinungen hinzu, liegt ein hypertensiver Notfall vor. In diesem Fall muss nach Einleitung der Therapie durch den Notarzt eine Klinikeinweisung zur weiteren Behandlung erfolgen.

Isoliert systolische Hypertonie

Menschen jenseits des 65. Lebensjahres mit Hochdruck weisen meist nur eine Erhöhung des systolischen Wertes auf. Ein wesentlicher Grund hierfür ist, dass die großen Körperschlagadern mit fortschreitendem Alter zunehmend steifer werden. Der diastolische Blutdruck ist meist normal. Ein Blutdruck von 170/80 mmHg kann als typisch für diese Altersgruppe bezeichnet werden.

»Weißkittelhochdruck«

Vor Jahren hatte man bereits erkannt, dass manche Menschen während der Untersuchung beim Arzt oder beim ärztlichen Hilfspersonal stark erhöhte Blutdruckwerte aufweisen; bei Messungen zu Hause oder am Arbeitsplatz ist der Blutdruck hingegen normal. Diese Beobachtung konnte erst nach Einführung der ambulanten 24-Stunden-Blutdruckmessung bestätigt und objektiviert werden, sodass man heute durch Einsatz dieser Technologie den Weißkittelhochdruck recht gut abgrenzen kann.

Die genauen Mechanismen für diesen Weißkitteleffekt sind nicht bekannt. Interessant ist jedoch, dass selbst Patienten, die angeben, beim Arzt ganz entspannt zu sein, dieses Phänomen aufweisen. Auch Ärzte, die zu Patienten geworden sind, können einen Weißkittelhypertonus haben. Das Erkennen eines Weißkittelhypertonus ist für die Betroffenen von großer Bedeutung, weil diese Personen sonst manchmal über Jahre hinweg unnötigerweise mit Medikamenten behandelt werden. Abgesehen von den vermeidbaren Nebenwirkungen werden hierdurch auch enorme, unnötige Kosten verursacht.

Die Tatsache, dass Ärzte und Pflegepersonal weiße Kittel tragen, prägte den Begriff »Weisskittelhochdruck«. Selbst Ärzte, die Patienten geworden sind, können dieses rätselhafte Symptom haben.

Risikofaktoren

Schlaganfall und Herzerkrankungen sind in den Industrieländern die wichtigsten Ursachen für vorzeitigen Tod oder schwere Behinderung mit starker Abnahme der Lebensqualität. Hier sterben mehr Men-

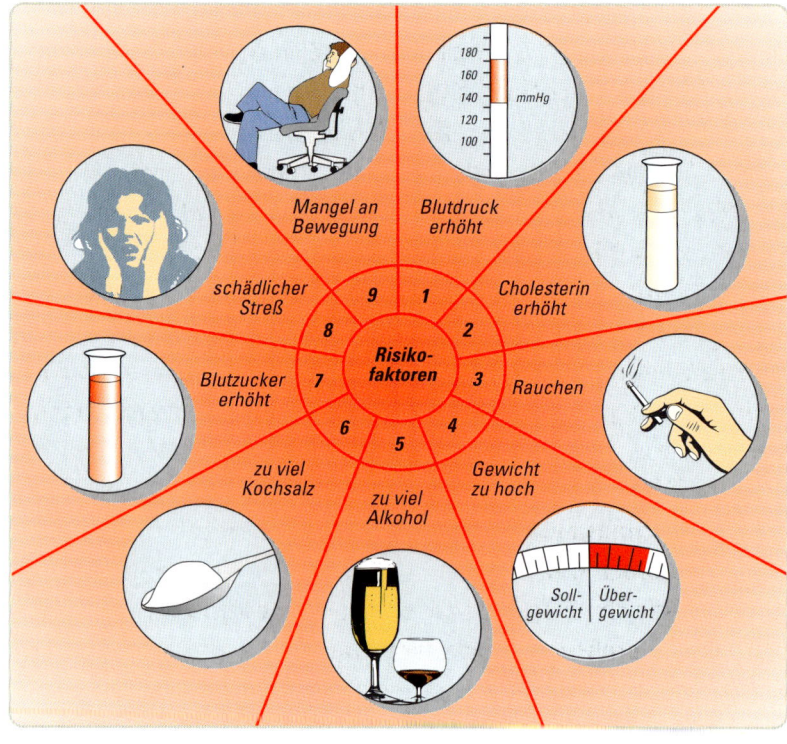

Viele Risikofaktoren für gefährliche Herz-Kreislauf-Erkrankungen können vermieden oder positiv beeinflusst werden.

schen an den Folgen des Bluthochdrucks als an Krebs und Tuberkulose zusammen. Man kennt eine Reihe von Risikofaktoren, die die Entwicklung dieser gefürchteten Folgeerkrankungen fördern können. Einer der wichtigsten Risikofaktoren ist Bluthochdruck.

Manche dieser Faktoren, etwa Alter, Geschlecht und die Veranlagung in der Familie für bestimmte Krankheiten, können wir nicht beeinflussen. Ältere Menschen tragen ein höheres Schlaganfall- oder Herzinfarkt-Risiko. Davon wiederum sind eher Männer als Frauen betroffen. Die wichtigsten Risikofaktoren sind aber solche, die wir sehr wohl durch unser Verhalten oder durch Medikamente beeinflussen können: Bluthochdruck, hohe Blutfettwerte (besonders Cholesterin) und Rauchen. Hier gilt die Regel: Je mehr dieser Faktoren auf Sie zutreffen und je ausgeprägter diese Faktoren sind, umso größer ist Ihr

Risiko. All diese Risikofaktoren weisen keine wirkliche Schwelle auf, bei deren Überschreiten Sie plötzlich gefährdet sind. Vielmehr existiert ein allmählicher Übergang von geringerem zu höherem Risiko. Für den Blutdruck weiß man zuverlässig, dass für die meisten Menschen Werte ab 140/90 mmHg langsam bedenklich werden. Sind Sie bei 160/100 mmHg angelangt, ist Ihr Blutdruck definitiv zu hoch. Hier muss unbedingt die Behandlung einsetzen. Auch sollte berücksichtigt werden, dass diese Risikofaktoren miteinander interagieren. Man kann anhand von Tabellen ablesen, wie groß das Risiko ist, dass innerhalb eines Zeitraums von wenigen Jahren ein kardiovaskuläres Ereignis (Schlaganfall, Herzinfarkt) auftritt, wenn einer, zwei oder sogar drei dieser Faktoren auf eine Person zutreffen.

Die Wahrscheinlichkeit, an einer Folgeerkrankung von Bluthochdruck zu erkranken, steigt, je mehr Risikofaktoren auf Sie zutreffen.

Die Behandlungsmöglichkeiten bei Bluthochdruck

Hoher Blutdruck kann behandelt werden. Das eigentliche Behandlungsziel ist nicht unbedingt, die erhöhten Blutdruckwerte zu senken, sondern die drohenden Folgeerkrankungen zu verhindern. Seit der Einführung wirksamer blutdrucksenkender Medikamente (Antihypertensiva) haben sich die Aussichten gerade für Menschen mit stark erhöhtem Blutdruck dramatisch verbessert.

So wurde schon durch amerikanische Studien in den 60er Jahren eindeutig gezeigt, dass eine medikamentöse Behandlung bei diesen Patienten mit diastolischen Werten zwischen 115 und 129 mmHg bzw. 90 bis 115 mmHg die Sterblichkeit und auch das Krankheitsrisiko für Schlaganfälle und Herzinfarkte in entscheidendem Maße verbessern kann. In späteren Jahren konnten weitere Studien belegen, dass Patienten mit weniger stark erhöhtem Blutdruck (diastolische Werte 90 bis 105 mmHg) gesundheitliche Vorteile aus einer medikamentösen Behandlung ziehen. Es sei hier bereits erwähnt, dass nicht nur Medikamente, sondern auch andere Maßnahmen wie Gewichtsreduktion und Diät helfen können, den Blutdruck zu senken (siehe auch Seiten 48 bis 54 und Seiten 80 bis 81).

Arteriosklerose – die Gefäße verkalken

Ein anderer Begriff für Arteriosklerose ist »Arterienverkalkung«. Darunter versteht man eine Veränderung der Wand größerer und großer Arterien, die durch ein ausgesprochen komplexes Ineinandergreifen verschiedener Ablagerungsprozesse hervorgerufen wird. Am Ende dieser Vorgänge, die meist über viele Jahre andauern, steht ein Gefäß, das seine Elastizität eingebüßt hat, eine raue, unregelmäßige Oberfläche besitzt und manchmal vollkommen verschlossen ist, sodass kein Blut mehr hindurch strömen kann.

wenn

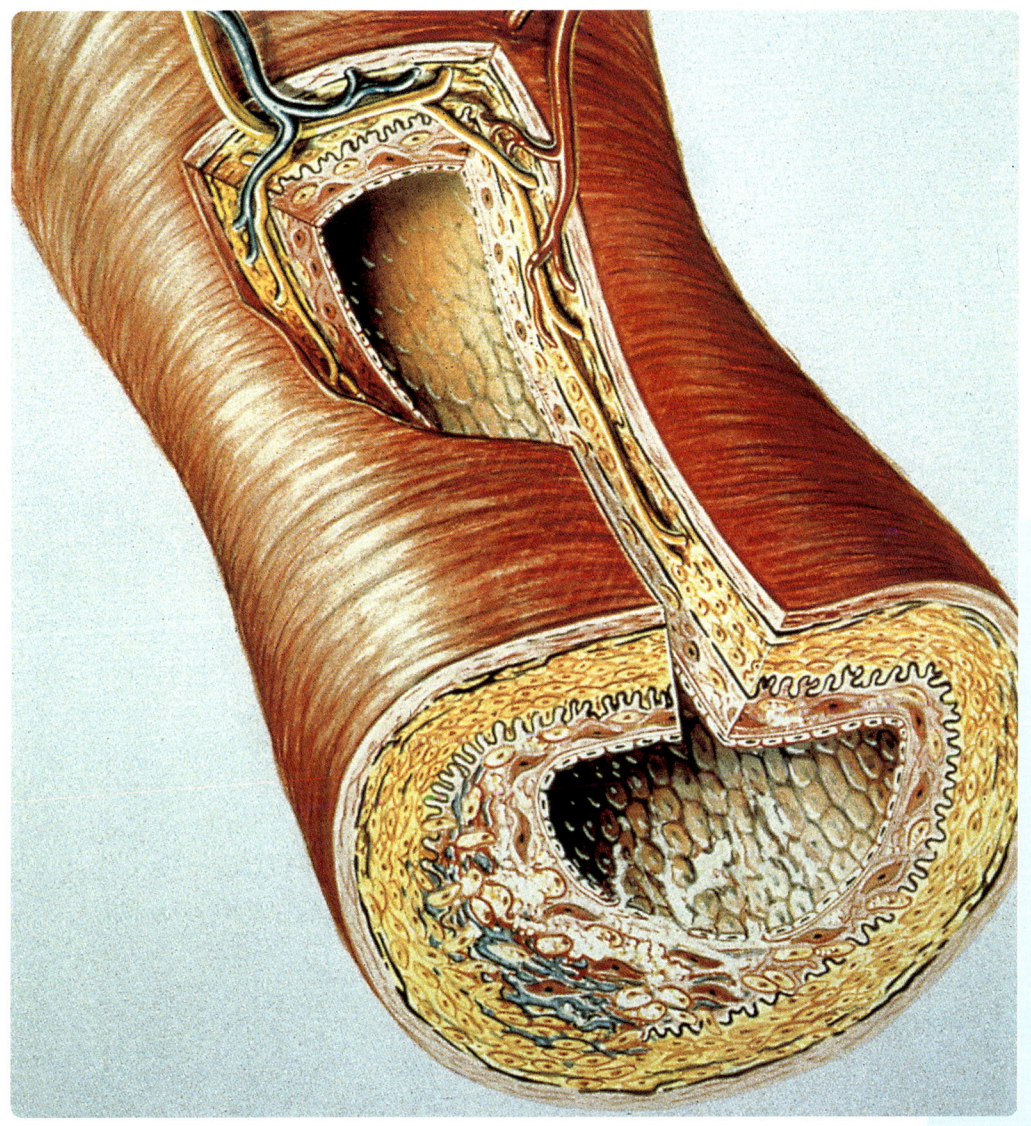

Was ist Arteriosklerose?

In der westlichen Welt ist Arteriosklerose sehr häufig. Wir wissen heute, dass diese Krankheit bereits in der Jugend beginnt. Anfänglich kann man die Einlagerung nur in der Hauptschlagader im Bauchraum mittels Ultraschall sehen, später auch in anderen Gefäßarealen. Betroffen sind dann die Arterien, die das Gehirn, das Herz, die Nieren und die unteren Extremitäten versorgen. Große Beobachtungsstudien in den USA zeigten, dass mehr als 70 Prozent der über 65-Jährigen solche Ablagerungen in den Halsschlagadern aufweisen. Besonders betroffen sind die Stellen, wo sich das Gefäß in weitere Äste aufteilt. Typischerweise findet man hier die Plaques, die auf eine Arteriosklerose hinweisen. Der Organismus kann den sich anbahnenden verminderten Blutfluss zu den Organen lange kompensieren. Erst wenn der Querschnitt des Gefäßbinnenraums um mehr als 50 Prozent abgenommen hat, kommt es zu Beschwerden. Wegen der großen Bedeutung der Arteriosklerose für den Hochdruckkranken wird im Folgenden noch näher darauf eingegangen.

Wenn der Gefäßbinnenraum um mehr als 50 Prozent abgenommen hat, treten bei einem Artriosklerosekranken Beschwerden auf.

Wie entsteht Arteriosklerose?

Der Prozess beginnt mit der Ablagerung von Cholesterin aus dem Blutstrom in die inneren Schichten der Arterienwand. Zusätzlich spielt eine Verletzung der zarten Innenschicht der Gefäßwand, dem so genannten Endothel, eine wichtige Rolle. Die Beschädigung dieses empfindlichen Teils der Arterienwand kann beispielsweise durch Nikotingenuss, aber auch durch Scherkräfte bei einer erhöhten Druckbelastung – besonders an den Abzweigstellen – gefördert werden. An den geschädigten Stellen lagern sich Blutplättchen und weiße Blutkörperchen aus dem Blutstrom ab und erzeugen eine Art lokaler Entzündung in der Gefäßwand. Die Gefäßwand verdickt sich innerhalb des betroffenen Bereiches, und es kommt zu weiterer Ablage-

ARTERIOSKLEROTISCHE VERÄNDERUNGEN
AN EINEM GEFÄSS (QUERSCHNITT):

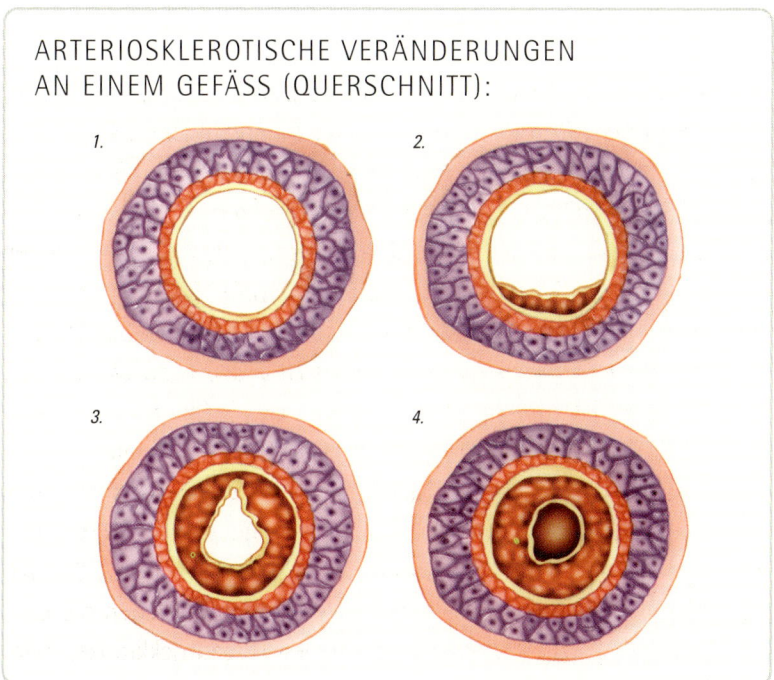

1. *Gesunde Arterie*
2. *Leichte Ablagerun-*
   gen (Plaques) an der
   Gefäßinnenwand
3. *Starke Verengung*
   durch LDL-Choles-
   terin und Kalk
4. *Die Arterie ist durch*
   ein Blutgerinnsel völ-
   lig verschlossen.

rung von Cholesterin im geschädigten Areal – eine Plaque bildet sich aus. Mehr und mehr wird die Lichtung der Arterie durch diesen Prozess eingeengt, bis schließlich kein Blut mehr hindurchströmen kann. Zusätzlich droht jederzeit die Gefahr, dass eine solche Plaque einreißt. An solchen Stellen kann sich dann rasch ein größerer Blutpropf bilden, der das Gefäß plötzlich verschließt.

Die Rolle hoher Blutfettwerte

Cholesterin ist ein Baustein der Körperzellen und zugleich ein Grundstoff, aus dem der Körper andere wichtige Wirkstoffe für den Stoffwechsel herstellt. Besonders erhöhtes Cholesterin im Blutserum kann die Entstehung von Arteriosklerose fördern. Zum einen wird der Cholesterinspiegel durch Fett und Cholesterin in der Nahrung beein-

»GUTES« UND »SCHLECHTES« CHOLESTERIN

Cholesterin kann im Körper nur transportiert werden, wenn es sich mit verschiedenen Proteinen verbindet, die sich in ihrer Dichte unterscheiden. »Gutes« Cholesterin (HDL = high density lipoprotein) schützt vor Arteriosklerose und Bluthochdruck, wohingegen »schlechtes« Cholesterin (LDL = low density lipoprotein) zu Ablagerungen führt und die Gefäße schädigt. Es gibt keine allgemein akzeptierten Normgrenzen für die Plasmaspiegel. Ein Gesamt-Cholesterinwert bis 200 mg/dl und ein LDL-Spiegel bis 130 mg/dl werden meist noch als normal betrachtet.

flusst, zum anderen ist die Leber eine Fabrik, die Cholesterin herstellt und in die Zirkulation abgibt. Die Entwicklung von Arteriosklerose kann durch eine Senkung der Cholesterinaufnahme und durch cholesterinsenkende Medikamente aufgehalten und teils sogar rückgängig gemacht werden. Andere Blutfette wie die Triglyzeride spielen für die Arteriosklerose eine nur untergeordnete Rolle.

Arteriosklerose wird insbesondere durch Bluthochdruck, Rauchen und hohe Blutfettwerte (Cholesterin) gefördert und kann in allen größeren Arterien entstehen.

Risikofaktor Rauchen

Neben Hochdruck und hohem Cholesterin ist Rauchen ein weiterer wichtiger Risikofaktor für Arteriosklerose, insbesondere der Herzkranzgefäße und der Beinarterien. Bestimmte Inhaltsstoffe aus dem Teer des Zigarettenrauchs lagern sich an den Gefäßwänden an und machen diese empfänglich für die Bildung von arteriosklerotischen Plaques. Zusätzlich hat Nikotin auch eine schädigende Wirkung auf die Gefäße: Es erhöht, wenn auch nur vorübergehend, den Blutdruck. Bei starken Rauchern kann sich der Tagesblutdruck im Mittel um bis zu 10 mmHg erhöhen. Schließlich steigt auch Cholesterin, insbesondere LDL-Cholesterin, durch das Rauchen an. Genügend Gründe, um damit aufzuhören – besonders wenn Sie erhöhten Blutdruck haben.

Konsequenzen der Arteriosklerose für andere Organe

Arteriosklerose erhöht nicht nur den Blutdruck, sondern kann eine Reihe gefährlicher Krankheiten nach sich ziehen. Hierzu zählen Herz- und Kreislaufschwäche, Herzinfarkt, Schlaganfall, Nierenversagen und schwere Durchblutungsstörungen.

Auswirkungen auf das Herz
Bedingt durch die Arteriosklerose wird die Gefäßlichtung enger, und die Gefäßwände werden dicker. Da das Blut mit höherem Druck in die Arterien gepresst werden muss, hat das Herz ununterbrochen Höchstleistungen zu erbringen, um die Durchblutung der Organe aufrechtzuerhalten. Dadurch vergrößert sich der Herzmuskel, die Sauerstoffversorgung des Herzes über die Herzkranzgefäße wird schwieriger. Es kann zu Angina pectoris oder Herzversagen kommen. Durch den konstant hohen Druck wird wiederum die Arteriosklerose gefördert – es entsteht ein Teufelskreis.

Konsequenzen für das Gehirn
Bei hohem Blutdruck steigt das Risiko eines Gehirnschlags. Wenn die Gehirnarterien verkalken, wird das Gehirn schlechter mit Sauerstoff versorgt. Das hat unterschiedliche Auswirkungen: Konzentrations-schwäche, Vergesslichkeit, Sehstörungen und seelische Veränderungen. Beim Bersten oder beim Verschluss eines Hirngefäßes kommt es plötzlich zu einem Schlaganfall.

Auswirkungen auf die Nieren
Chronischer Bluthochdruck kann an den Nieren fortschreitende Schäden verursachen. Bei einer zunehmenden Arteriosklerose sind die Nieren immer weniger in der Lage, die giftigen Abfallprodukte des Stoffwechsels und das Wasser im Körper auszuscheiden. Schließlich

Die primären Folge-erkrankungen von Arte-riosklerose sind Kreis-laufschwäche, Herzin-farkt, Schlaganfall, Nierenversagen und Durchblutungsstörungen.

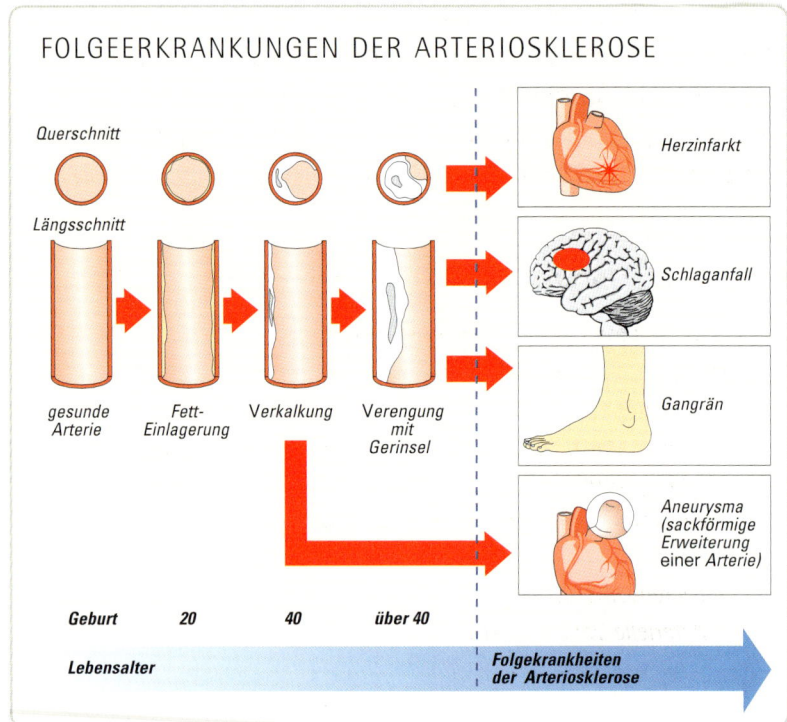

FOLGEERKRANKUNGEN DER ARTERIOSKLEROSE

Querschnitt

Längsschnitt

gesunde Arterie — Fett-Einlagerung — Verkalkung — Verengung mit Gerinsel

Herzinfarkt

Schlaganfall

Gangrän

Aneurysma (sackförmige Erweiterung einer Arterie)

Geburt · 20 · 40 · über 40

Lebensalter

Folgekrankheiten der Arteriosklerose

Einige der wichtigsten Folgeerkrankungen, die eine Arteriosklerose nach sich ziehen kann.

kommt es zur Ausbildung von Schrumpfnieren, die ihre Aufgaben nicht mehr erfüllen können. Chronisches Nierenversagen erhöht wiederum den Blutdruck – auch hier entsteht ein Teufelskreis. Oft muss in diesem Stadium dauerhaft eine Dialysebehandlung erfolgen.

Konsequenzen für sonstige Gefäße
Bluthochdruck kann – besonders wenn Sie rauchen – zu Arteriosklerose in den Becken- und Beingefäßen, der so genannten arteriellen Verschlusskrankheit, führen. Diese verursacht Beschwerden beim Gehen, in fortgeschrittenen Fällen kommt es zur »Schaufensterkrankheit« (Claudicatio intermittens). Die Ursache hierfür liegt darin, dass die Muskeln in den unteren Extremitäten nicht ausreichend mit Sauerstoff versorgt werden. Dies macht sich besonders unter Belas-

tung bemerkbar. Die Betroffenen müssen bereits nach kurzer Wegstrecke Pausen einlegen, damit sich Ihre Muskeln wieder erholen. Schwere Verläufe können sogar dazu führen, dass es zum Absterben der Zehen (Gangrän) kommt. Beim Auftreten von Beschwerden in den Beinen sollten Sie sich unbedingt in ärztliche Behandlung geben.

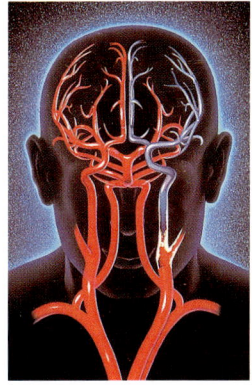

Bei Verschluss oder Bersten eines Hirngefäßes droht ein lebensgefährlicher Schlaganfall.

BLUTHOCHDRUCK UND ARTERIOSKLEROSE

Bluthochdruck kann – besonders wenn andere Risikofaktoren bestehen – zum raschen Voranschreiten einer Arteriosklerose führen, die wiederum den Bluthochdruck verstärkt. Die daraus resultierenden Erkrankungen können schlimme Folgen nach sich ziehen:
- *Schlaganfall*
- *Herzinfarkt (bei Frauen und Männern)*
- *Herzversagen*
- *Nierenversagen*
- *Arterielle Verschlusskrankheit*

Kann eine Arteriosklerose behandelt werden?

Die Antwort lautet: ja und nein. Von ganz entscheidender Bedeutung ist es, die Arteriosklerose frühzeitig zu verhüten, indem Sie die bekannten Risikofaktoren vermindern. Eine Reihe von Untersuchungen hat darüber hinaus zeigen können, dass sich arteriosklerotische Gefäßveränderungen bei erhöhten Blutfettwerten durch eine Behandlung mit lipidsenkenden Medikamenten teilweise sogar zurückbilden können. Dies konnte besonders eindrucksvoll an Herzkranzgefäßen nachgewiesen werden. Und schließlich können Gefäßverengungen auch chirurgisch beseitigt oder durch einen Ballonkatheter wieder geweitet werden. Am besten lassen Sie sich in einem solchen Fall in einem spezialisierten Gefäßzentrum betreuen.

So wird festgestellt

Wie erfahren Menschen von Ihrem hohen Blutdruck? Ganz unterschiedliche Wege können zur Diagnose führen. Bei vielen Patienten wird im Rahmen einer Routineuntersuchung, etwa beim Betriebsarzt, oder zufällig, beispielsweise bei einer Messung in der Apotheke oder im Bekanntenkreis, ein zu hoher Blutdruck ermittelt. Auch Ihr Arzt kann feststellen, dass Ihr Blutdruck zu hoch ist.

Bluthochdruck

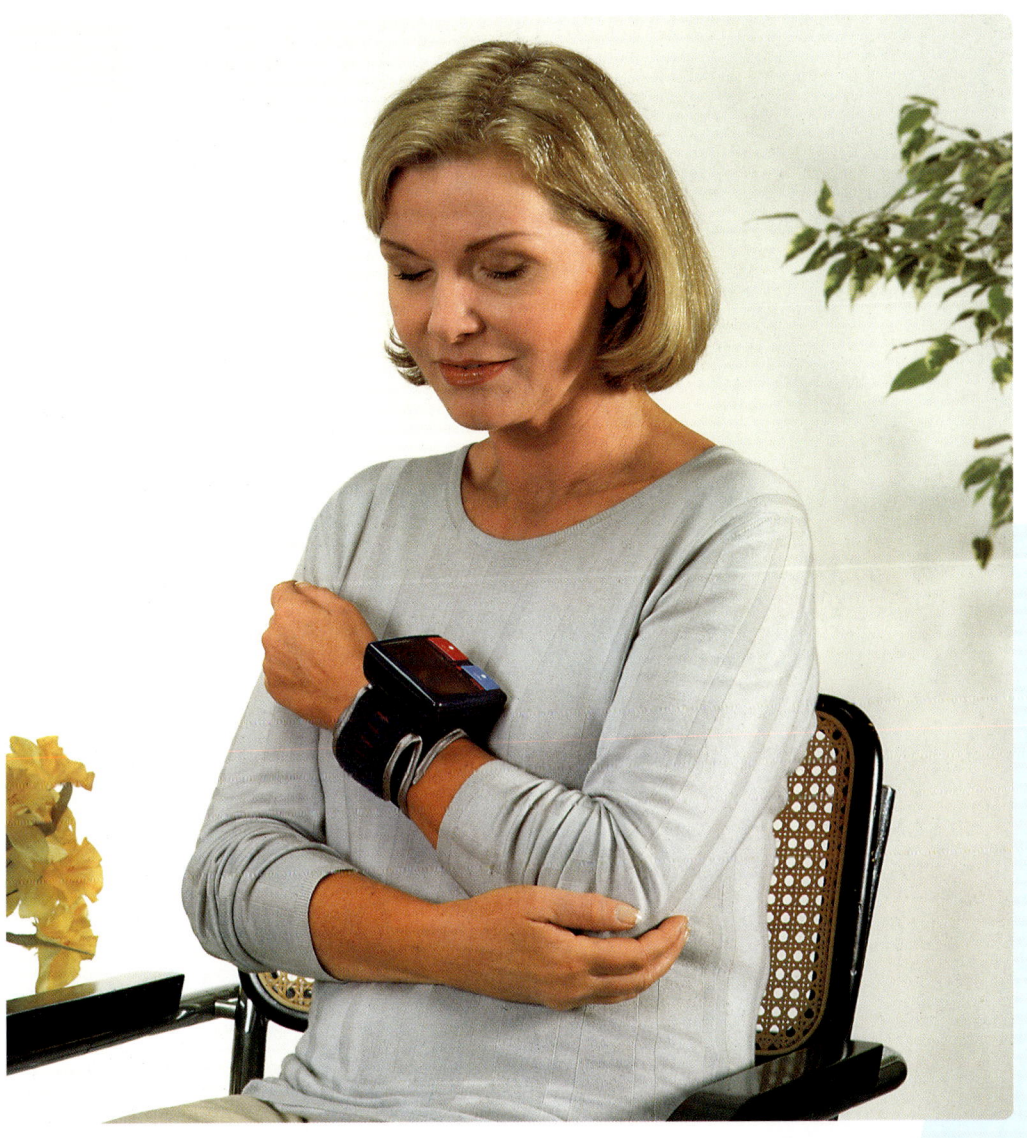

Bluthochdruck bestätigen

Wenn bei Ihnen ein zu hoher Blutdruck gemessen wurde, kann damit in aller Regel noch nicht die Diagnose Bluthochdruck gestellt werden, außer es liegt eine maligne Hypertonie oder eine hypertensive Krise vor. Vielmehr sollte überprüft werden, ob Ihr Blutdruck auch bei wiederholten Messungen an verschiedenen Tagen erhöht ist. Wie Sie ja bereits gelesen haben, existiert bei bis zu 20 Prozent aller Patienten das Phänomen des Weißkittelhochdrucks. Mit anderen Worten, diese Menschen haben gar keinen erhöhten Blutdruck, nur in Anwesenheit eines »Weißkittels« schnellt er in die Höhe. Es ist daher sinnvoll, bei neu entdecktem Hochdruck eine ambulante 24-Stunden-Blutdruckmessung durchzuführen. Mit dieser Methode kann man das Problem des Weißkittelhypertonus zuverlässig ausschließen, da der Blutdruck mit diesem Verfahren in der gewohnten häuslichen oder beruflichen Umgebung gemessen und elektronisch registriert wird. Erst nachdem sichergestellt ist, dass Sie Hochdruck haben, sollten die folgenden Schritte eingeleitet werden.

Sekundäre Ursachen ausschließen

Die meisten Menschen mit Bluthochdruck leiden nur an der leichten bis mittelschweren Form. Nur selten liegt in diesen Fällen ursächlich eine sekundäre Hypertonie vor. Allgemein lässt sich jedoch feststellen: Je schwerer der Hypertonus, umso größer ist die Wahrscheinlichkeit für eine sekundäre Ursache. Die wichtigsten sekundären Ursachen finden Sie in der nachfolgenden Tabelle aufgeführt.
Häufig ist der Blutdruck bei diesen Patienten nur schwer mit Medikamenten einstellbar, oder es zeigt sich eine rasch fortschreitende Verschlimmerung. Deshalb sollte der Arzt in solchen Situationen die Möglichkeit sekundärer Ursachen bedenken und eine entsprechende Diagnostik veranlassen.

Grundlagen & Behandlungsformen

★ **Expertentipp**

Bei Verdacht auf Hochdruck werden folgende diagnostische Schritte unternommen:
1. Bluthochdruck bestätigen
2. Sekundäre (organische) Ursachen ausschließen
3. Folgeschäden an den Organen erkennen
4. Begleiterkrankungen feststellen
5. Zusätzliche Risikofaktoren erfassen

HINWEISE FÜR EINE SEKUNDÄRE HOCHDRUCKFORM (NUR CA. 5 % ALLER FÄLLE MIT BLUTHOCHDRUCK)

Bezeichnung der Krankheit	Ursache	Wichtige Hinweise
Renovaskuläre Hypertonie	*Nierenarterien-Einengung*	*Blutdruck schwer ein-stellbar, jüngere Frauen betroffen*
Renale Hypertonie	*Chronisches Nieren-versagen*	*Keine*
Phäochromozytom	*Adenom des Nebennierenmarks*	*Hochdruckkrisen, An-fälle mit Schweißaus-bruch und Herzrasen*
Conn Syndrom	*Adenom der Neben-nierenrinde*	*Muskelschwäche*
Aortenisthmus-stenose	*Fehlbildung der Aorta*	*Keine Leistenpulse tastbar*
Obstruktives Schlaf-Apnoe-Syndrom	*Atemstörung, Übergewicht*	*Übermäßiges Schnar-chen, nächtliche Atempausen, Tages-müdigkeit*

Eine Reihe diagnostischer Tests stehen dem Arzt hierfür zur Verfügung. Zum Einsatz kommen Blut- und Urinuntersuchungen (Hormone, Nierenfunktion), nuklearmedizinische und weitere bildgebende Verfahren (z. B. Ultraschall), manchmal auch eine schlafmedizinische Abklärung. Der Umfang der einzusetzenden diagnostischen Verfahren hängt vom Schweregrad Ihres Hochdrucks und Ihrer Beschwerden ab. Erst wenn die wichtigsten Ursachen bei Ihnen ausgeschlossen sind – es gibt noch einige weitere, extrem seltene Formen –, ist die Diagnose essentielle Hypertonie wirklich gesichert.

Die essentielle (primäre) Hypertonie kann man behandeln; bei vielen Patienten mit einer sekundären Hypertonie ist sogar eine Heilung möglich.

So wird Bluthochdruck festgestellt

Sollte bei Ihnen hingegen eine sekundäre Hypertonie vorliegen, ist in der Regel eine Überweisung an eine spezielle Hochdruckambulanz oder einen versierten Facharzt erforderlich. Die Diagnose einer sekundären Hypertonie ist häufig keine schlechte Nachricht, weil es in vielen Fällen möglich ist, die Ursache zu beseitigen (etwa durch die operative Entfernung eines Adenoms), und der Bluthochdruck dadurch gebessert oder sogar geheilt werden kann.

Folgeschäden an den Organen erkennen

Liegt eine sekundäre Hypertonie vor, kann oft die Ursache beseitigt und der Bluthochdruck geheilt werden.

Bei jedem neu entdeckten Hochdruck stellt sich die Frage nach hochdruckbedingten Folgeschäden an den Organen. Ist Ihr Blutdruck stark erhöht, sollte Ihr Arzt möglichst die unten genannten Untersuchungen durchführen oder Sie an den entsprechenden Facharzt überweisen. Die Auflistung zeigt, dass bei fortgeschrittener Hochdruckerkrankung ein Team von Spezialisten zum Einsatz kommt.

ERFASSUNG VON HOCHDRUCKBEDINGTEN FOLGESCHÄDEN

Untersuchung	Fragestellung	Fachdisziplin
Augenspiegelung	Veränderungen des Augenhintergrunds	Augenarzt
Echokardiographie	Herzmuskelver-dickung	Kardiologe
Ultraschall der Halsschlagader	Arteriosklerose/ Verengung	Angiologe
Eiweiß/Albumin im Urin	Nierenschädigung	Nephrologe
Bluttest Nieren-funktion	Chronisches Nierenversagen	Nephrologe

Feststellung von Begleiterkrankungen

Das Erkennen von Begleiterkrankungen ist für die Planung der Behandlung wichtig. Beispielsweise ist es ganz entscheidend, ob Sie nierenkrank sind. Bestimmte Medikamente werden über die Nieren ausgeschieden, sodass deren Dosierung an die Nierenfunktion angepasst werden muss. Ein anderes Beispiel sind Asthmatiker, die auf keinen Fall bestimmte blutdrucksenkende Medikamente (Betablocker) erhalten dürfen, da hierdurch ein schwerer Asthmaanfall ausgelöst werden kann. Manchmal müssen Begleiterkrankungen durch zusätzliche Untersuchungen weiter abgeklärt werden. Hierzu zählen:

Begleiterkrankungen müssen unbedingt abgeklärt werden, um eine Fehlmedikation zu vermeiden.

- Stoffwechselerkrankungen (Diabetes mellitus, Gicht, Fettstoffwechselstörungen)
- Chronische Herzschwäche
- Asthma oder chronische Bronchitis
- Chronische Nierenerkrankungen

WICHTIG FÜR DIE EINGANGSUNTERSUCHUNG

Bringen Sie immer alle Unterlagen, die sich in Ihrem Besitz befinden (Arztbriefe, Röntgenuntersuchungen u. a.), sowie Ihre Medikamente zur Eingangsuntersuchung mit. Damit erleichtern Sie Ihrem Arzt die Arbeit und optimieren gleichzeitig Ihre eigene Sicherheit.

Zusätzliche Risikofaktoren

Manche Risikofaktoren können Sie selbst kontrollieren, auf andere haben Sie praktisch keinen Einfluss. Als wichtigste begleitende Risikofaktoren gelten familiäre Belastung für Hochdruck, Herzinfarkt und Stoffwechselstörungen, Übergewicht, die Einnahme bestimmter Medikamente (z. B. »Pille«), der Konsum von Genussmitteln wie Nikotin, Alkohol und Drogen sowie ein gestörtes seelisches Gleichgewicht.

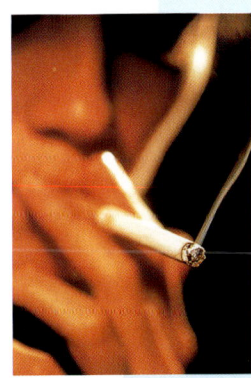

Rauchen ist einer der Hauptrisikofaktoren für hohen Blutdruck und schwere Herz-Kreislauf-Erkrankungen.

Wie wird Blutdruck behandelt?

Hat Ihr Arzt bei Ihnen einen Bluthochdruck festgestellt, wird er bei schweren Formen zunächst nach möglichen Ursachen fahnden und diese – falls möglich – beseitigen. So kann beispielsweise eine nachgewiesene Nierenarterienverengung mittels Ballonkatheter aufgedehnt werden.

Wenn eine sekundäre Hypertonie ausgeschlossen ist, also keine organische Ursache feststellbar ist, wird Ihr Arzt eine individuelle Behandlung einleiten. Das Ziel der Behandlung ist, den Blutdruck anhaltend auf Normalwerte zu senken, um damit Ihre Lebenserwartung und Ihre Lebensqualität zu erhöhen.

erhöhter

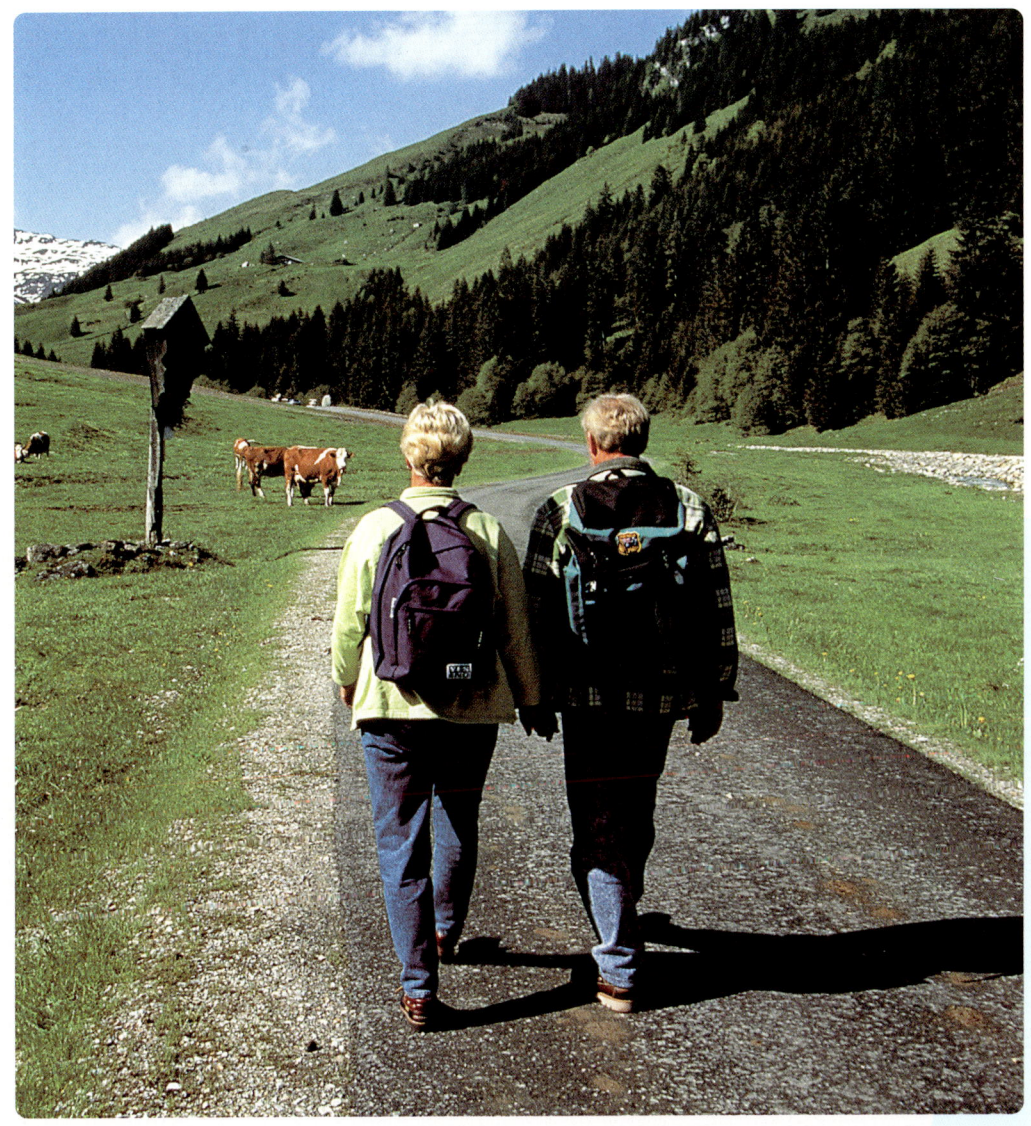

Allgemeine Maßnahmen: Umstellung der Lebensführung

Wurde bei Ihnen ein zu hoher Blutdruck festgestellt, wird Ihr Arzt Ihnen zunächst vorschlagen, zur Unterstützung der Behandlung selbst die Initiative zu ergreifen und etwas gegen Ihren Bluthochdruck zu unternehmen. Bei Übergewicht sollten Sie in jedem Falle versuchen, einige Pfunde abzunehmen; außerdem ist es empfehlenswert, den Salzkonsum einzuschränken. Zusätzlich wird Ihnen etwas sportliche Aktivität gut tun und die Gewichtsreduzierung unterstützen. Die Deutsche Liga zur Bekämpfung des hohen Blutdrucks hat zehn Grundregeln für Hochdruckpatienten aufgestellt, die Ihnen helfen können, Ihr Problem in den Griff zu bekommen:

Hochdruckpatienten können durch aktive Mithilfe entscheidend zur Linderung ihrer Erkrankung beitragen.

1. Kochsalz durch Gewürze ersetzen
2. Normalgewicht anstreben
3. Alkoholgenuss einschränken
4. Reichlich Obst und Gemüse essen
5. Pflanzliche Fette und hochwertige Öle bevorzugen
6. Rauchen einstellen
7. Körperliche Bewegung fördern
8. Für Ruhephasen und Entspannung sorgen
9. Blutdruck regelmäßig selbst messen
10. Empfehlungen des Arztes beachten

Wenn Sie es schaffen, sich an diese Regeln zu halten, wird Ihre Lebenserwartung steigen. Sollte Ihr Blutdruck trotz dieser Maßnahmen weiterhin zu hoch sein, wird Ihr Arzt Ihnen zusätzlich Medikamente verschreiben. Glücklicherweise gelingt es in vielen Fällen, den Blutdruck mit Medikamenten so einzustellen, dass mit der Zeit die Dosis der Medikamente auf das niedrigst mögliche Maß verringert werden kann. »Gut gemeinte Ratschläge«, werden Sie vielleicht denken, »aber was bedeutet dies für mich, und wie kann ich diese Ratschläge in die Tat umsetzen?« Um Ihnen dies zu erleichtern, wird nachfolgend auf die wichtigsten Punkte etwas näher eingegangen.

Salz und Bluthochdruck: die große »Salz-Story«

Mit Salz ist Kochsalz gemeint (chemisch Natriumchlorid = NaCl). Es besteht kein Zweifel, dass wir Kochsalz zum Überleben benötigen. Nur wenige Urvölker kommen mit extrem geringen Mengen Kochsalz aus. Ein Erwachsener braucht etwa zwei bis drei Gramm Kochsalz am Tag. Wir nehmen aber durchschnittlich 10 bis 15 Gramm täglich zu uns, und das ist viel zu viel.

VORSICHT VOR VERSTECKTEM SALZ IN DER NAHRUNG

Ein großer Teil des Kochsalzes versteckt sich in aufbereiteten Speisen. Besonders hohe Mengen finden sich in bestimmten Wurstsorten, etwa in Salami (= Salzwurst) oder in (mit Salz) gepökeltem Fleisch. Auch bestimmte Brotsorten enthalten viel Salz, sodass wir alleine durch den täglichen Konsum von Brot unseren Salzbedarf decken könnten. Weitere Nahrungsmittel mit relativ hohem Salzgehalt sind: Käse (besonders Hartkäse), Backwaren, Gemüse-Fertigprodukte und manche Erfrischungsgetränke.

Was bedeutet dies nun für Menschen mit erhöhtem Blutdruck? Es ist seit langem bekannt, dass manche Personen mit Blutdruckanstieg reagieren, wenn Sie größere Mengen Salz zu sich nehmen. Die gute Nachricht ist, dass nur 30 bis höchstens 50 Prozent der Menschen mit zu hohem Blutdruck ungünstig auf Salz reagieren. Bei allen anderen hat übermäßiger Salzkonsum keine Wirkung auf den erhöhten Blutdruck. Man spricht auch von salzempfindlichen und salzunempfindlichen Hypertonikern. Die Gründe für diese Unterschiede sind

Expertentipp

Die Deutsche Hochdruckliga empfiehlt generell für alle Hypertoniker eine Salzaufnahme von nicht mehr als fünf bis sechs Gramm am Tag. Dies entspricht etwa einem halben Teelöffel.

nicht bekannt. Sie können sich sicher vorstellen, dass es nicht ganz einfach ist, allgemeine Empfehlungen auszusprechen. Es können ja nicht alle Menschen davon ausgehen, dass ein Verzicht auf zu viel Salz Vorteile für sie bringt. Andererseits haben salzunempfindliche Menschen nicht mit Nachteilen zu rechnen, wenn sie ihren Salzkonsum einschränken.

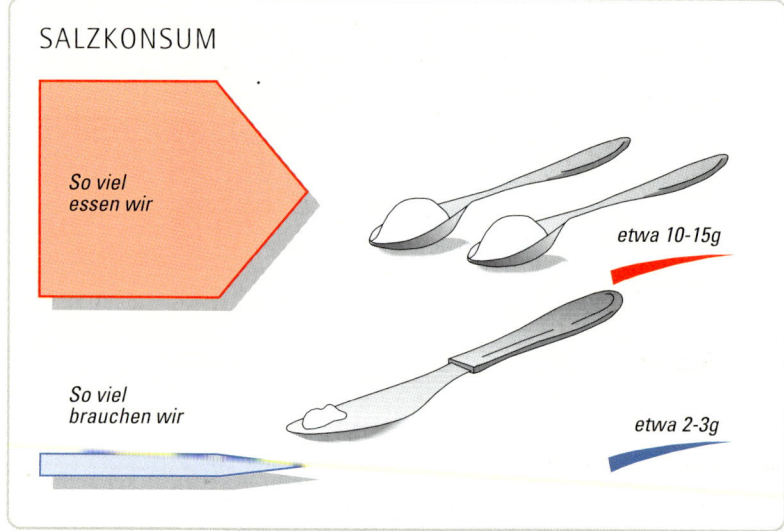

SALZKONSUM

So viel essen wir

So viel brauchen wir

etwa 10-15g

etwa 2-3g

Täglicher Salzbedarf im Vergleich zur tatsächlichen Menge, die wir pro Tag zu uns nehmen.

Achten Sie vor allem auch darauf, dass Ihre Kinder nicht zu viele salzhaltige Lebensmittel essen.

Wie können Sie diese Empfehlung in die Tat umsetzen? Das Salz, das Sie zu Hause verwenden, können Sie leicht reduzieren. Würzen Sie lieber mit frischen Kräutern, vermeiden Sie das Nachsalzen bei Tisch, und verwenden Sie – falls Sie Salzgeschmack unbedingt brauchen – Salzersatzmittel. Im Übrigen gewöhnen sich Ihre Geschmacksorgane recht schnell an eine salzreduzierte Kost. Das Essen schmeckt nach einiger Zeit ohne Salz gar nicht mehr fade.

Eine anderes Mineral, Kalium, hat teilweise gegenteilige Wirkungen wie Kochsalz. Es vermindert tatsächlich den Blutdruck. Durch die vielen aufbereiteten Nahrungsmittel ging der Kaliumgehalt unserer Nahrung im Laufe der Jahrhunderte immer weiter zurück und wurde

GEWÜRZE ANSTATT KOCHSALZ

Braten	*Beifuß, Kerbel, Knoblauch, Majoran, Nelke, Paprika, Salbei, Thymian, Pfeffer, Rosmarin, Zwiebel*
Fischgerichte	*Curry, Dill, Liebstöckel, Petersilie, Pfeffer*
Fleischgerichte	*Basilikum, Curry, Kümmel, Knoblauch, Liebstöckel, Lorbeerblatt, Muskat, Paprika, Pfeffer, Rosmarin, Thymian, Wacholder, Zwiebel*
Geflügel	*Curry, Pfeffer, Piment, Rosmarin, Wacholder, Paprika*
Gemüse/Salate	*Beifuß, Bohnenkraut, Borretsch, Dill, Kümmel, Liebstöckel, Muskat, Nelke, Petersilie, Sellerieblätter, Wacholder, Zitronenmelisse, Zwiebel*
Marinaden	*Lorbeer, Nelke, Pfeffer, Piment, Senfkörner, Wacholder, Zwiebel*
Ragout	*Estragon, Lorbeerblatt, Salbei, Nelke*

durch ein mehr an Kochsalz ersetzt. Dieses Ungleichgewicht von Natrium zu Kalium könnte mit eine Erklärung für den weit verbreiteten Bluthochdruck sein. Da die meisten natürlichen Lebensmittel, vor allem frisches Obst und Gemüse, Kalium beinhalten, sollten Sie unbedingt auf eine ausgewogene Ernährung achten.

Übergewicht vermindern: Ernährung umstellen

Übergewicht hat einen erheblichen Einfluss auf den Blutdruck; unabhängig davon erhöht es Ihr Risiko für Herz-Kreislauf-Erkrankungen. Auch die Verteilung des Übergewichts spielt hierbei eine Rolle: Besonders stammbetontes Fett (»Apfelform«) birgt ein hohes Risiko, weniger die hüftbetonte Verteilung (»Birnenform«).
Je höher Ihr Gewicht, umso wahrscheinlicher wird dadurch auch Ihr Blutdruck in die Höhe getrieben. Man schätzt, dass bei 20 bis 30 Pro-

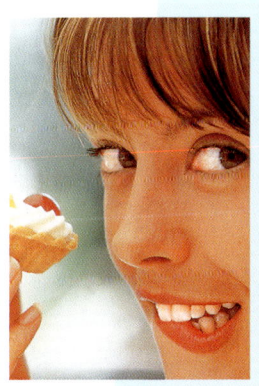

Erste Maßnahme für erfoglreiches Abnehmen: Schränken Sie Süßigkeiten ein.

zent aller Hypertoniker der hohe Blutdruck allein durch Übergewicht verursacht wird. Deshalb können Sie Ihren erhöhten Blutdruck schon dadurch bessern, indem Sie einige Pfunde abnehmen. Wie können Sie das bewerkstelligen? Essen Sie lieber mehrere kleine Mahlzeiten am Tag als zwei oder drei größere. Ernähren Sie sich ausgewogen mit viel Frischkost, und vermeiden Sie allzu fetthaltige und kalorienreiche Speisen, wie Süßigkeiten, Fertigprodukte, Fleisch und Wurst in größeren Mengen oder Alkoholika. Am besten versuchen Sie, folgende Lebens- und Genussmittel einzuschränken:

- Butter und Öle (mit hohem Anteil an gesättigten Fettsäuren)
- Käse und Sahne
- Gebäck, Kekse, Kuchen
- Chips, Nüsse, Knabberzeug
- Soßen und fette Suppen
- Honig, Schokolade, Marmelade, Eiscreme, Bonbons
- Alkohol
- Zuckerhaltige Getränke (Cola, Limonade, Säfte)

Beeinflusst die Diät meinen Blutdruck?

Die Antwort lautet: ja. Kürzlich wurde gezeigt, dass allein die Umstellung auf eine »Diät« mit viel frischem Obst und Gemüse den Blutdruck senken kann. Ungünstige Ernährung, vor allem fettreiche Speisen, verstärkt zusätzlich die Anfälligkeit für Herzerkrankungen. Eine ausgewogene Kost wirkt dagegen der Entstehung von Blut-

★ **Expertentipp**

Ein erster Schritt zur Besserung Ihres erhöhten Blutdrucks ist der Abbau von Übergewicht. Wenn Sie ein Kilo abnehmen, sinkt Ihr Blutdruck bereits um 2 bis 3 mmHg.

GÜNSTIGE ERNÄHRUNG BEI BLUTHOCHDRUCK

- *Viel Salate, Obst und Gemüse*
- *Wenig Fleisch, Wurst und Fett*
- *Kalorienarme Getränke*
- *Würzen statt salzen*
- *Keine stark salzhaltigen Speisen*

hochdruck und Arteriosklerose entgegen und schützt das Herz-Kreislauf-System. Essen Sie vor allem vollwertige Nahrung. Kochen Sie möglichst immer alles frisch, da in Konserven viele wichtige Vitamine fehlen und zu viel Kochsalz enthalten ist.

Rauchen

Nikotingenuss ist ungesund. Raucher sind doppelt so stark infarktgefährdet wie Nichtraucher. Je länger jemand raucht, umso größer ist für ihn das relative Risiko. Nikotin regt die Freisetzung von Stresshormonen wie Adrenalin und Noradrenalin an. Dadurch steigen der Blutdruck und der Herzschlag an, wenn auch nur vorübergehend. Abgesehen davon kann Rauchen – besonders bei Vorliegen anderer Risikofaktoren – zu schwerer Arteriosklerose der Beingefäße (»Raucherbein«) führen. Unbestritten ist auch, dass Zigarettenrauchen das Risiko für Lungenkrebs erhöht.

Fazit: Menschen mit Bluthochdruck gefährden sich durch Zigarettenrauchen außerordentlich stark, und der Erfolg einer medikamentösen Blutdruckbehandlung wird dadurch geschmälert. Gründe genug, um damit aufzuhören. Die gute Nachricht ist, dass Sie nach dem Aufhören allmählich Ihr Risiko für Herz-Kreislauf-Erkrankungen und auch für Lungenkrebs wieder auf ein »Normalniveau« zurückbringen können.

Alkohol

Regelmäßiger Alkoholkonsum von mehr als 30 Gramm pro Tag (das entspricht etwa einer Flasche Bier, zwei Gläsern Wein oder zwei Schnäpsen) erhöht den Blutdruck um etwa 5 bis 10 mmHg. Neben einer direkten blutdrucksteigernden Wirkung von Alkohol ist dabei zu berücksichtigen, dass Alkohol sehr kalorienreich ist. Der Brennwert von einem Gramm Alkohol beträgt sieben Kilokalorien, sodass Sie durch Vermeidung übermäßigen Alkoholkonsums auch Ihr Gewicht günstig beeinflussen können.

Expertentipp

Mit vollwertiger, möglichst salzarmer Ernährung, dem richtigen Gewicht, wenig Alkohol, dem Verzicht auf das Rauchen und aktiver Stressbewältigung können Sie Bluthochdruck vorbeugen.

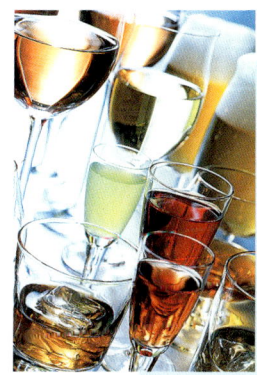

Alkohol im Übermaß führt langfristig zu einer Erhöhung des Blutdrucks und aufgrund seiner hohen Kalorienzahl zur Gewichtszunahme.

Im Übrigen werden auch Organe durch zu starken Alkoholkonsum geschädigt: das Gehirn, das Herz, die Bauchspeicheldrüse und natürlich die Leber. Gegen gemäßigten und vor allen Dingen nur gelegentlichen Genuss von alkoholhaltigen Getränken ist hingegen nichts einzuwenden. Im Gegenteil: Kürzlich wurde in der Fachpresse darüber berichtet, dass Alkohol in geringen Mengen genossen sogar vor Herzerkrankungen schützen kann. Diese Beobachtung sollte jedoch in keinem Fall dazu führen, den gemäßigten Genuss von Alkohol als vorbeugende Maßnahme zu empfehlen. Alkohol ist eine Droge, und längst nicht jeder Mensch hat gelernt, damit vernünftig umzugehen.

Kaffee und Tee
Wenn Ihr Arzt es nicht ausdrücklich verbietet, ist auch gegen einen mäßigen Kaffeegenuss nichts einzuwenden. Der Blutdruck kann zwar nach einer Tasse Kaffee etwas steigen, doch wirkt er sich nicht gravierend aus. Und wer auf Milch und Zucker verzichtet, spart sogar noch Kalorien dabei.

Schwarzer Tee enthält ebenso wie Kaffee Koffein und ist in seiner Wirkung ähnlich einzuordnen. Eine Empfehlung für Hypertoniker hingegen ist es, auf grünen Tee umzusteigen. Er enthält nur halb so viel Koffein wie schwarzer Tee, und seine Wirkung entfaltet sich langsamer, hält dafür aber länger an. Unbehandelter grüner Tee enthält darüber hinaus Wirkstoffe, die beruhigend auf die Schleimhäute und die Nerven wirken.

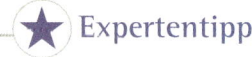

Expertentipp

Mit dynamisch-aerobem Training kann der systolische Blutdruck um bis zu 10 mmHg, der diastolische um bis zu 8 mmHg gesenkt werden.

Körperliche Aktivität
Bewegung stabilisiert den Blutdruck. Langzeitstudien haben gezeigt, dass körperliche Aktivität Herzerkrankungen verhindern kann. Regelmäßiges Training verringert sowohl die Gefahr als auch das Ausmaß eines Infarktes, da das Herz stärker und stabiler wird. Unregelmäßiger Herzschlag (Arrhythmien) ist bei Menschen mit viel Bewegung

seltener. Zusätzlich bewirkt ausreichende Bewegung, dass die Arteriosklerose weniger rasch voranschreitet. Wichtig ist auch, dass Sie mit Sport Ihr Gewicht besser im Griff haben und sich fit fühlen.

Ungeübte beginnen am besten mit einem leichten Aufbautraining: morgens leichte Kniebeugen, abends ein strammer Spaziergang. Auch sollten Sie möglichst viele Dinge zu Fuß erledigen und häufiger auf die Bequemlichkeit des Autos verzichten. In Absprache mit Ihrem Arzt kommen dann auch intensivere sportliche Betätigungen in Frage. Gut geeignet sind Ausdauersportarten wie leichtes Jogging, Radfahren/Heimtrainer, Schwimmen (ideale Wassertemperatur 27 bis 29 °C) oder auch Skilanglauf, also dynamisches Training.

Nicht geeignete Sportarten sind insbesondere solche, die mit starker statischer Anspannung (z. B. Krafttraining) oder Spitzenbelastungen einhergehen (z. B. Squash, auch Tennis). Generell sollten »Kraftakte« und alle Aktivitäten mit Konkurrenzdenken vermieden werden. Nach Rücksprache mit Ihrem Arzt ist Saunabaden dagegen erlaubt, sofern der Blutdruck gut eingestellt ist. Das Abkühlen darf allerdings nicht drastisch erfolgen – vermeiden Sie den Sprung ins kalte Wasser! Vielmehr sollte es schrittweise durch kühle Luft im Freigelände und spä-

SPORTARTEN FÜR HYPERTONIKER

Geeignet	Nicht geeignet
Spaziergang (stramm)	*Tauchen*
Jogging	*Kraftsportarten*
Radfahren/Heimtrainer	*Gewichtheben,*
	Expandertraining
Schwimmen (Wasser-	*Schwimmen in*
temperatur 27 bis 29 °C)	*zu kaltem Wasser*
Skilanglauf	*Skiabfahrtslauf*
	Surfen, Squash, Geräteturnen,
	Leistungs- und Wettkampfsport

Regelmäßige körperliche Aktivität wirkt sich bei Bluthochdruck wie ein Medikament aus, jedoch ist nicht jede Sportart für Hochdruckpatienten geeignet.

ter mit einer zunehmend kälter eingestellten Brause stattfinden. Insgesamt sollten pro Saunabesuch nicht mehr als drei Saunagänge unternommen werden; anfangs ist nur ein Saunagang zu empfehlen. Für alle Aktivitäten gilt: Nur nicht übertreiben!

Stress abbauen

Nicht jeder Stress ist schädlich für Sie. Es gibt positiven Stress, der das Leben interessant macht (Eustress), und negativen, den Sie lieber vermeiden möchten (Disstress). Zum positiven Stress zählen alle Erlebnisse und Empfindungen, die wir als angenehm empfinden: familiäre Ereignisse wie die Geburt eines Kindes, Geburtstage, Familienfeste und Urlaub. Zum negativen Stress gehören Dinge wie Überforderung im Beruf und Familie, Trennungssituationen, Todesfälle, Unzufriedenheit, Bewegungsmangel oder Übergewicht.

Jede übermäßige Belastung treibt den Blutdruck in die Höhe, daher ist länger anhaltender negativer Stress schädlich für Sie. Ziel Ihrer Bemühungen sollte es daher sein, ein Zuviel an Stress abzubauen. Leichter geschrieben als getan, werden Sie vielleicht denken. Es ist

Ungünstig für Hochdruckpatienten sind Tätigkeiten in hektischer und lärmreicher Arbeitsatmosphäre, mit Nacht- bzw. Wechselschichten oder mit schwerer körperlicher Arbeit.

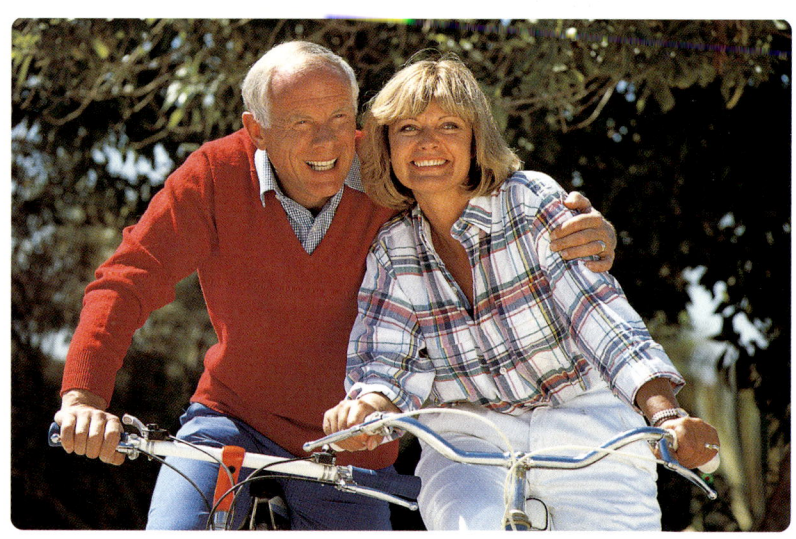

Suchen Sie sich eine Ausdauersportart, die Ihnen Spaß macht und Ihrer körperlichen Leistungsfähigkeit angemessen ist.

aber so, dass wir einen Großteil unserer Stressfaktoren selbst verursachen: zu starker beruflicher oder privater Ehrgeiz, zu hohe Ansprüche an »Lebensqualität« und »Erleben« (z. B. Wohnung, Auto, Urlaub, und Reisen). All dies kann eine Spirale in Gang setzen, immer mehr materielle oder auch ideelle Ziele (z. B. Anerkennung im Beruf oder in der Tennismannschaft) erreichen zu wollen. Sie sollten sich aber bewusst sein, dass der Preis dafür hoch sein kann. Sicher gibt es Stresssituationen, denen wir einfach nicht entgehen können, sei es am Arbeitsplatz oder im Privatleben. Aber wenn Sie sich genug Zeit zum Erholen lassen und ausreichend schlafen, wird Ihr Körper mit den Belastungen leichter fertig. Machen Sie nicht den Fehler, sich zu viel für Ihre Freizeit vorzunehmen. Gönnen Sie sich einfach Ruhe.

Wenn Sie noch keinen Sport treiben, sollten Sie sich aufraffen, mit einfachen Ausdauersportarten wie Radfahren, Wandern und Schwimmen langsam zu beginnen. Übertreiben Sie jedoch auf keinen Fall, denn das kann gefährlich werden. Aktive Stressbewältigung erreichen Sie – außer durch Sport – auch mit speziellen Anti-Stress-Programmen wie autogenem Training, Yoga und Meditation (siehe auch Seiten 78 bis 79)

Gönnen Sie sich tagsüber öfter entspannende Ruhephasen, und sorgen Sie nachts für genügend Schlaf.

Psychologische Aspekte

Stress kann bei bestimmten Persönlichkeitsstrukturen dazu beitragen, dass sich eine im weitesten Sinne ungesunde Lebensweise einschleift. Diese Lebensweise kann sich dann wiederum ungünstig auf den Bluthochdruck auswirken und das Risiko für Erkrankungen des Herz-Kreislauf-Systems erhöhen. Zusätzlich neigen Betroffene dazu, ihre Medikamente nicht regelmäßig einzunehmen. Bislang ist nicht überzeugend nachgewiesen, dass psychologische Strategien zur Reduktion von Stress (stress management) wesentlich zur Besserung des Bluthochdrucks beitragen. Es existieren demnach keine wirklich allgemein anerkannten psychologischen Behandlungsansätze bei Hochdruck, zumindest nicht bei schwereren Formen.

Mit der richtigen Lebensweise können sehr viele Faktoren ausgeschaltet werden, die Bluthochdruck begünstigen.

Medikamentöse Behandlung von Bluthochdruck

Leicht erhöhte Blutdruckwerte können bereits durch die beschriebenen Verhaltensweisen auf Normalwerte abgesenkt werden. Bei mittelschwerem oder schwerem Hochdruck reichen diese Maßnahmen jedoch oft nicht aus. Hier wird Ihr Arzt Ihnen empfehlen, blutdrucksenkende Medikamente einzunehmen, um das Risiko von Folgeschäden zu vermindern. Diese Entscheidung hat weit reichende Folgen, weil Sie damit aufgefordert werden, ein bestimmtes Medikament (oder, abhängig vom Schweregrad des Hochdrucks, auch mehrere Medikamente) regelmäßig über einen langen Zeitraum, vielleicht sogar lebenslang einzunehmen. Die medikamentöse Behandlung des Bluthochdrucks ist fast immer eine Langzeitbehandlung. Diese Tatsache unterscheidet ihn von vielen anderen Erkrankungen: Wenn Sie etwa unter einer eitrigen Angina leiden, nehmen Sie über zehn Tage

★ **Expertentipp**

Die medikamentöse Therapie von Bluthochdruck ist fast immer eine Langzeitbehandlung. Nur die regelmäßige Einnahme der verordneten Medikamente verhindert Spätkomplikationen.

LANGZEITEINNAHME – GEFAHR FÜR DEN KÖRPER?

Viele Patienten sind besorgt, dass die langfristige Einnahme eines oder auch mehrerer Medikamente schädlich für Organe wie Nieren oder Leber sein könnte. Die gute Nachricht ist hier, dass die gesetzlich vorgeschriebenen Sicherheitsanforderungen für die Zulassung blutdrucksenkender Medikamente außerordentlich hoch sind. Von seltenen Ausnahmen abgesehen sind schwer wiegende Organschädigungen auch bei langfristiger Einnahme nicht zu befürchten. Solche Nebenwirkungen lassen sich meist nur durch Laboruntersuchungen feststellen, die Ihr Arzt zu Beginn einer Behandlung und auch später in bestimmten Zeitabständen durchführen wird. Außerdem machen diese Medikamente nicht süchtig – es entsteht also keine Abhängigkeit wie beispielsweise bei manchen Schlafmitteln.

ein Antibiotikum, und die Erkrankung ist geheilt. Besonders jüngere Patienten mit erhöhtem Blutdruck haben gerade zu Beginn der Behandlung Probleme damit, die Notwendigkeit einer Langzeitbehandlung zu akzeptieren. Dabei kann nur eine zuverlässige und regelmäßige Einnahme der Medikamente den Erfolg der Behandlung garantieren.

Häufig sind, besonders zu Beginn der Behandlung, subjektive Beschwerden wie Mundtrockenheit, Kopfschmerzen, Herzklopfen, Abgeschlagenheit und Müdigkeit. Diese Nebenwirkungen können zwar als sehr unangenehm empfunden werden, sind in der Regel jedoch harmloser Natur und verschwinden nach Absetzen oder Reduzierung der Dosis. Ein besonderes Problem stellen Potenzstörungen dar, die durch blutdrucksenkende Medikamente vielfach verstärkt werden (siehe Seiten 72 bis 73). Ihr Arzt wird das für Sie am besten geeignete Medikament auch nach dem zu erwartenden »Nebenwirkungsprofil« auswählen; das heißt, er wird versuchen, Ihnen ein Präparat mit möglichst geringen Nebenwirkungen zu verordnen. Darüber hinaus muss er bei der Auswahl Ihres Medikamentes auch mögliche Begleiterkrankungen und -risiken berücksichtigen (siehe auch Seite 45). Auch Ihr Alter kann hier von Bedeutung sein.

Expertentipp

Die durch blutdrucksenkende Medikamente verursachten Beschwerden wie Kopfschmerzen, Mundtrockenheit, Abgeschlagenheit und Müdigkeit sind meist harmloser Natur und verschwinden nach Absetzen oder Erniedrigung der Dosis.

Medikamentenklassen

Ihrem Arzt steht heute eine fast schon unüberschaubar große Vielzahl von blutdrucksenkenden Mitteln zur Verfügung. Allerdings gehören all diese verschiedenen Präparate nur sechs oder sieben verschiedenen Medikamentenklassen an. Mit anderen Worten gibt es innerhalb einer bestimmten Klasse von Medikamenten (z. B. Betablocker) also eine große Zahl gleicher oder sehr ähnlicher Präparate verschiedener Hersteller. Ihr Arzt wird gut daran tun, sich auf einige wenige Präparate zu beschränken. Dies wird ihm helfen, den Überblick zu bewahren. Sie haben vielleicht schon einmal verwundert festgestellt, dass ein Arbeitskollege oder ein Bekannter das gleiche

Wie wird erhöhter Blutdruck behandelt?

Präparat wie Sie einnimmt; in der Tat ist es so, dass aus dem riesigen Angebot besonders bewährte Medikamente auch besonders häufig verordnet werden.

Welches Präparat ist für Sie besonders geeignet?

Neben seinen persönlichen Erfahrungen kann Ihr Arzt auch auf Empfehlungen von Fachgesellschaften wie der Deutschen Liga zur Bekämpfung des hohen Blutdrucks zurückgreifen, um nachzuprüfen, welche Medikamente in welcher Reihenfolge und Kombination eingesetzt werden können. Besonders zu berücksichtigen sind dabei Begleiterkrankungen und -risiken. Wichtig ist auch, dass möglichst eine Wirkung über 24 Stunden gewährleistet ist, sodass das Präparat nur einmal am Tag eingenommen werden muss. Dies erhöht die Einnahmetreue eines Medikamentes.

Nur Ihr Arzt kann Ihnen die optimale Therapie verordnen und Sie gut auf ein Medikament einstellen.

Wie bereits erwähnt, existieren verschiedene Medikamentenklassen, die durch ganz unterschiedliche Mechanismen ihre blutdrucksenkende Wirkung im Organismus entfalten. Im Folgenden wird auf diese verschiedenen Klassen kurz eingegangen. Mit die größte Erfahrung bei der Behandlung des hohen Blutdrucks hat man mit Betablockern und Diuretika (harntreibenden Medikamenten) machen können, da sie seit Jahrzehnten eingesetzt werden.

Diuretika (Beispiel Hydrochlorothizid)

Diuretika bewirken eine verstärkte Ausscheidung von Salz und Wasser. Zusätzlich besitzen sie eine gefäßerweiternde Wirkung. Konsumiert der Patient jedoch zu viel Salz, kann die blutdrucksenkende Wirkung zunichte gemacht werden. Aus diesem Grund sollten gerade Patienten, die mit einem Diuretikum behandelt werden, besonders auf kochsalzarme Ernährung achten. Subjektive Beschwerden sind recht selten. Eine Überprüfung Ihres Kaliumwertes im Serum und Ihrer Nierenfunktion ist anfangs häufiger und später gelegentlich erforderlich, da der Kaliumspiegel absinken kann. Hier hat Ihr Arzt die

Möglichkeit, je nach Nierenfunktion zusätzlich ein Präparat einzuset-
zen, das den Kaliumspiegel neutral hält (kaliumsparende Diuretika).
Sollten Sie bereits nierenkrank sein, muss Ihr Arzt auf stärkere Diuretika zurückgreifen (»Schleifen-Diuretika«). Blutfette und Harnsäure
können ansteigen, besonders bei hohen Dosierungen. Diese Werte
sollten gelegentlich kontrolliert werden. Diuretika sind ideale Partner
für eine Kombination mit anderen Antihypertensiva.

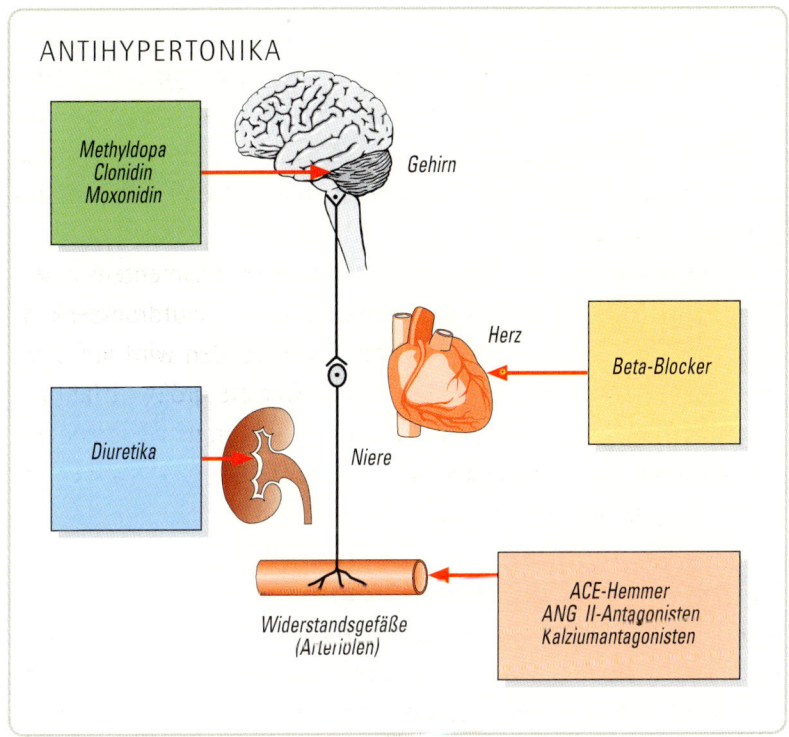

*Angriffspunkte ver-
schiedener blutdruck-
senkender Mittel
(Antihypertonika)*

Betablocker (Beispiel Metoprolol)

Betablocker sind ein wichtiger Bestandteil einer medikamentösen
Hochdrucktherapie. Ihre blutdrucksenkende Wirkung setzt langsam
ein – mit einer vollen Wirkung ist erst nach ein bis zwei Wochen zu
rechnen. Diese Substanzen blockieren die Betarezeptoren am Herz

und haben zusätzlich eine Wirkung auf die Kreislaufregulation im Gehirn. Betablocker schalten daher das Herz auf »Schongang«, was bei bestimmten Herzkrankheiten wie Angina pectoris und manchmal bei Herzschwäche von Vorteil ist. Besonders schwerkranke Patienten mit Aortenaneurysma oder Dissektion sollten damit behandelt werden, da so die Gefäßschädigung eingedämmt wird.

Der Puls wird langsamer, wenn Sie einen Betablocker einnehmen; dies ist ein erwünschter Effekt und sollte Sie keineswegs beunruhigen. Erst bei einem Puls von weniger als 50 Schlägen pro Minute oder einem unregelmäßigen Puls sollten Sie Ihren Arzt konsultieren. Hier ist dann unter Umständen eine Anpassung der Dosis erforderlich.

Eine wichtige Nebenwirkung ist die Verengung der Atemwege bei Patienten mit chronischen Lungenerkrankungen wie Asthma oder chronischer Bronchitis. Deshalb dürfen diese Patienten keine Betablocker einnehmen. Neuerdings gibt es auch Betablocker mit nur sehr geringen Wirkungen auf die Lungenwege. Hiermit kann unter engmaschiger ärztlicher Kontrolle ein Therapieversuch bei diesen Patienten mit langsam ansteigender Dosierung unternommen werden. Dies sollte jedoch auf Patienten mit andernfalls nicht einstellbarem Hochdruck beschränkt bleiben. Auch Betablocker lassen sich gut mit den meisten anderen Antihypertensiva kombinieren.

> **! Vorsicht**
>
> *Bei fortgeschrittener Angina pectoris und in den ersten Wochen nach einem Herzinfarkt sind kurz wirksame Kalziumantagonisten nicht erlaubt.*

Kalziumantagonisten (Beispiel Amlodipin)

Kalziumantagonisten vermindern den Gefäßwiderstand durch eine Gefäßerweiterung und senken so den Blutdruck. Chemisch gesehen gibt es drei verschiedene Gruppen, die sich für die Blutdruckbehandlung nur wenig in ihrer Wirkung unterscheiden. Besonders die Verengung der Herzkranzgefäße können diese Medikamente günstig beeinflussen. Zudem senken sie den Sauerstoffverbrauch des Herzes. Gerade auch ältere Hypertoniker profitieren vom Einsatz eines Kalziumantagonisten, wobei hier vor allem Präparate zum Einsatz kommen sollten, die eine lange Wirksamkeit aufweisen.

ACE-Hemmer (Beispiel Ramipril)

ACE-Hemmer sind heute ein wichtiges Standbein der Hochdruckthe-rapie. Die Hemmung des Angiotensin-Konversions-Enzyms (ACE) führt zur Blutdrucksenkung. Zum einen bewirken diese Substanzen eine Gefäßerweiterung, zum anderen wird auch die Bildung des Hormons Aldosteron gehemmt, sodass weniger Natrium und Wasser von der Niere zurückgehalten werden. Beide Mechanismen tragen zur Blutdrucksenkung bei. Patienten mit Herzschwäche (Herzinsuffizienz) reagieren besonders günstig auf die Behandlung mit einem ACE-Hemmer. Diese Substanzen sind ausgesprochen nebenwirkungsarm, abgesehen von einem manchmal lästigen Reizhusten. Gelegentlich werden Störungen der Nierenfunktion beobachtet.

ACE-Hemmer sind besonders für Patienten mit Herzinsuffizienz geeignet und sind im Allgemeinen arm an Nebenwirkungen.

Angiotensin-Rezeptor-Antagonisten (AT1-Antagonisten, Beispiel Valsartan)

Diese Medikamentenklasse wurde erst vor kurzem für die Bluthoch-druckbehandlung zugelassen. Auch diese Substanzen hemmen die Wirkungen des Renin-Angiotensin-Systems. Ihre Wirkung ist in vie-len Punkten mit den ACE-Hemmern vergleichbar. Nur die Verträg-lichkeit dieser neuen Medikamente scheint sogar noch besser zu sein.

Gefäßerweiterer (Vasodilatatoren, Beispiel Hydralazin; Alphablocker, Beispiel Doxazosin)

Direkte Gefäßerweiterer erreichen sofort ihre volle Wirkung. Sie las-sen die glatte Gefäßmuskulatur besonders im Bereich der Arteriolen erschlaffen. Dadurch wird der Widerstand im Gefäß gesenkt, und der Blutdruck fällt ab. Diese schon lange gebräuchliche Stoffklasse wird heute nur noch selten eingesetzt, da sie einerseits rasch ihre Wirkung einbüßt (Tachyphylaxie) und doch eine Reihe von Nebenwirkungen aufweist, wie beispielsweise Wassereinlagerung oder Hautausschlag. Meist ist auch die gleichzeitige Gabe eines Betablockers notwendig, da es unter Vasodilatatoren zu einer Pulsbeschleunigung kommt.

Wie wird erhöhter Blutdruck behandelt?

Diese Substanzen eignen sich daher eigentlich nur für die Kombinationsbehandlung; auch Hochdruck in der Schwangerschaft kann vorübergehend damit behandelt werden.

Alphablocker haben ebenfalls eine stark gefäßerweiternde Wirkung. Kürzlich wurde jedoch durch eine Untersuchung (ALLHAT Studie) nachgewiesen, dass sich diese Substanzen bei Patienten mit Herzschwäche nachteilig auswirken können. Aus diesem Grund werden Alphablocker nur noch für die Kombinationstherapie empfohlen, nicht mehr zur alleinigen Behandlung (Monotherapie).

Zentral wirksame Blutdrucksenker (Beispiel Clonidin)

Zentral wirksame Blutdrucksenker hemmen die Funktion des Sympathikus auf der Ebene des Zentralnervensystems. Die Wirkungen dieser Substanzen auf den Kreislauf sind vielfältig und manchmal schwer vorhersagbar. Einige vermindern den Pulsschlag, sodass insbesondere bei der Kombination mit Betablockern Vorsicht geboten ist. Besonders nachts kann der Puls stark abfallen. Subjektiv klagen viele Patienten über Mundtrockenheit und Müdigkeit. Um diese Nebenwirkungen zu reduzieren, werden diese Medikamente meist in niedriger Dosierung in Kombination mit anderen Blutdruckmitteln eingesetzt oder im Notfall, um sehr hohen Blutdruck schnell zu senken. Bei abruptem Absetzen der Mittel kann es zu gefährlichen Blutdrucksteigerungen kommen.

Außer den soeben genannten Medikamentenklassen gibt es noch einige Substanzen, die dem Arzt als Reserve dienen oder aber ausschließlich in besonderen Situationen eingesetzt werden können. Diese Medikamente werden hier nicht besprochen, da sie für die Behandlung Ihres Bluthochdrucks mit großer Wahrscheinlichkeit nicht in Frage kommen. Natürlich arbeitet die pharmazeutische Forschung ständig an Neuentwicklungen; diese müssen sich jedoch in umfangreichen Untersuchungen an vielen Patienten bewähren, bevor sie allgemein empfohlen werden können.

Die Vorteile eines medikamentös gut eingestellten Blutdrucks sind:
• weitgehender Schutz vor gefährlichen Folgeschäden
• eine gesteigerte Lebenserwartung
• eine bessere Lebensqualität

Was Sie beachten müssen, wenn Ihnen ein neues Medikament verordnet wird

Jeder Mensch reagiert auf Medikamente in anderer Weise. Obwohl die Sicherheit der heute zur Verfügung stehenden Medikamente sehr hoch ist, kann man nicht ausschließen, dass Sie das neu verordnete Medikament nicht vertragen. Daher sollte die Einnahme eines neuen Medikamentes entweder unter ärztlicher Beobachtung oder in einer sicheren Umgebung, am besten abends zu Hause, erfolgen. Auf keinen Fall sollten Sie nach erstmaliger Einnahme Auto fahren oder sich anderen Gefahren aussetzen. Mit Alkohol sollten Sie in jedem Fall sehr zurückhaltend sein.

Bei der medikamentösen Therapie des Bluthochdrucks müssen der zu erwartende Behandlungserfolg und das Risiko einer Medikamentengabe sorgfältig gegeneinander abgewogen werden.

WAS STEHT AUF DEM BEIPACKZETTEL?

Im Beipackzettel finden Sie Informationen zu Inhaltsstoffen, Wirkungsweise, Dosierungen, Neben- und Wechselwirkungen des verordneten Medikamentes. Der Gesetzgeber verpflichtet die Arzneimittelhersteller, jede nur mögliche Nebenwirkung aufzuführen, sodass Beipackzettel sehr umfangreich sein können. Die Frage ist, ob Ihnen der Beipackzettel weiterhilft. In vielen Fällen tut er dies alleine deshalb nicht, weil er in medizinischer Fachsprache abgefasst ist. Überspitzt könnte man sagen: je umfangreicher der Beipackzettel, desto sicherer das Medikament. Nur die sehr breite Anwendung eines Medikaments garantiert Ihnen nämlich, dass es eine hohe Sicherheit und Wirksamkeit aufweist.

Skeptisch sollten Sie dagegen sein, wenn der Beipackzettel auffallend wenig Information enthält. Dies könnte bedeuten, dass kaum jemand das Medikament einnimmt. Tatsache ist, dass viele Patienten durch den Beipackzettel verunsichert werden, weil die dort aufgeführten Nebenwirkungen für Patienten nur schwer einzuschätzen sind. Auch in einem solchen Fall sollten Sie unbedingt mit Ihrem Arzt Rücksprache halten.

Wie wird erhöhter Blutdruck behandelt?

Besonders in der Anfangszeit muss der Blutdruck häufiger kontrolliert werden, damit Ihr Arzt den Behandlungserfolg überprüfen kann. Hier können Sie mit der Selbstmessung einen wichtigen Beitrag für Ihre Gesundheit liefern. Bringen Sie Ihre Aufzeichnungen oder Ihren Blutdruckpass immer zu den Arztterminen mit. Zögern Sie nicht, aufkommende Fragen mit Ihrem Arzt zu diskutieren.

Kombinationstherapie

Bei schwerer Hypertonie ist oftmals eine Kombination zweier oder sogar mehrerer Medikamente erforderlich, um eine ausreichende Absenkung des Blutdrucks zu erreichen. Die Kombinationsbehandlung erfordert spezielle Kenntnisse der Medikamente, da die einzelnen Präparate unterschiedlich schnell wirken und auch eine unterschiedlich lange Wirkungsdauer haben. Eine wichtige Frage ist daher auch die Verteilung der Dosen über den Tag. Bei nächtlich erhöhtem Blutdruck ist es manchmal notwendig, ein blutdrucksenkendes Medikament in den späten Abendstunden oder vor dem Schlafengehen einzunehmen. Wenn Sie also mehr als eine Pille einnehmen, sollten Sie unbedingt mit Ihrem Arzt den jeweiligen Zeitpunkt besprechen. Manche blutdrucksenkenden Medikamente müssen auf nüchternen Magen eingenommen werden, da sie andernfalls nicht ausreichend vom Körper aufgenommen werden.

Nicht alle Kombinationen sind geeignete Kombinationen. Ihr Arzt hat gute Gründe dafür, Ihnen eine bestimmte Kombination zu verordnen, von einer anderen vielleicht aber abzuraten. Beispielsweise können Betablocker in Kombination mit manchen Kalziumantagonisten zu einer Störung der Herzerregung führen, eine ernst zu nehmende Komplikation. Auch bei Patienten mit Nierenschwäche können nicht alle Medikamente frei kombiniert werden; beispielsweise können ACE-Hemmer zusammen mit kaliumsparenden Diuretika eine bedrohliche Erhöhung des Kaliumspiegels im Blut verursachen. Häufig werden für die Therapie des Hochdrucks auch fixe Kombinationen aus mehreren der genannten Wirksubstanzgruppen verwendet. In jedem Fall sollten Sie die Planung und Steuerung einer Kombinationstherapie Ihrem Arzt überlassen.

Behandlung von Diabetikern

Etwa 25 Prozent der Typ-1-Diabetiker, die in jedem Fall eine Insulintherapie benötigen, haben gleichzeitig einen behandlungsbedürftigen Hochdruck. Sogar bis zu 80 Prozent aller Patienten mit so genanntem »Altersdiabetes« (Typ 2) weisen einen behandlungsbedürftigen Bluthochdruck auf, der in vielen Fällen durch Übergewicht mit verursacht ist. Bei älteren Diabetikern, die nicht in jedem Fall einer Insulinbehandlung bedürfen, ist in vielen Fällen die Gewichtsreduktion von zentraler Bedeutung. Allein dadurch lassen sich sowohl die Zuckerkrankheit als auch der Bluthochdruck bessern.

Ist eine medikamentöse Therapie erforderlich, sollten in erster Linie ACE-Hemmer und Betablocker – wenn nötig in Kombination mit einem Diuretikum – zum Einsatz kommen. Jüngste Studien (UKPDS) haben gezeigt , dass die Blutdrucksenkung bei diesen Patienten das A und O darstellt, um das Risiko für Schlaganfall, Herzinfarkt und Nierenversagen zu senken. Es sollte hier ein Blutdruck von unter 130/85 mmHg erreicht werden, bei bereits eingetretener Nierenerkrankung sind noch niedrigere Werte anzustreben. Dabei scheint die erfolgreiche Blutdruckbehandlung noch wichtiger zu sein als die gute Einstellung des Blutzuckers, die in jedem Fall Voraussetzung ist.

Behandlung von Nierenkranken

Lange bestehender Hochdruck und Diabetes sind wichtige Ursachen für ein chronisches Nierenversagen. Daneben können auch chronische Entzündungen und angeborene Nierenerkrankungen zu Nierenversagen führen. Bei bis zu 80 Prozent aller Patienten mit einem chronischen Nierenversagen besteht entweder von vornherein Bluthochdruck, oder er entwickelt sich im Laufe der Erkrankung. In den

Wenn Sie nierenkrank sind, ist eine ständige Betreuung durch einen Nephrologen (Nierenarzt) oder in einer entsprechenden Ambulanz dringend erforderlich.

allermeisten Fällen schreitet die chronische Nierenerkrankung bis zu einem Stadium fort, in dem eine Blutwäsche (Dialysebehandlung) erforderlich wird. Schon vor Jahren konnte nachgewiesen werden, dass die Blutdrucksenkung die entscheidende Maßnahme ist, um das Voranschreiten bis zur Dialyse zu vermeiden oder zumindest eine Verzögerung zu erreichen.

Heutzutage werden hierfür in erster Linie ACE-Hemmer und Kalziumantagonisten eingesetzt. Auch Diuretika sind meist erforderlich, um einer Wasseransammlung im Körper entgegenzusteuern. Der Blutdruck sollte auf niedrigere Werte als sonst üblich eingestellt werden; wenn gleichzeitig eine vermehrte Eiweißausscheidung im Urin besteht (mehr als ein Gramm pro Tag), sollte der Blutdruck möglichst nicht über 125/75 mmHg liegen. In vielen Fällen werden solche Werte trotz größter Anstrengungen nicht erreicht.

Bluthochdruck bei älteren Menschen

Für Menschen im Alter von über 65 Jahren liegt die Wahrscheinlichkeit eines erhöhten Blutdrucks bei bis zu 70 Prozent. Die Hypertonie beim älteren Menschen zeichnet sich dadurch aus, dass besonders der obere (systolische) Wert erhöht ist. Man bezeichnet diese Hochdruckform auch als isoliert systolische Hypertonie. Bis vor wenigen Jahren hat man diese Blutdruckform nicht sehr ernst genommen. Im Gegenteil: Man sprach von einem »Erfordernishochdruck«, der notwendig sei, damit die Organe (besonders auch das Gehirn) ausreichend durchblutet werden. Studien im letzten Jahrzehnt haben hingegen deutlich gemacht, dass dies ein großer, im wahrsten Sinne des Wortes fataler Irrtum war. Gerade ältere Menschen mit Bluthochdruck ziehen große Vorteile aus einer Behandlung Ihrer Krankheit. So kann beispielsweise die Häufigkeit eines Schlaganfalls um bis zu 40 Prozent gesenkt werden. Mit anderen Worten lässt sich fast die Hälfte aller Schlaganfälle durch die Behandlung des erhöhten Blutdrucks vermeiden.

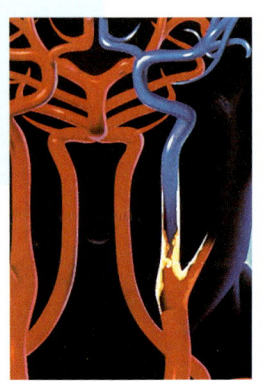

Gerade ältere Menschen sollten ihren Bluthochdruck unbedingt behandeln, denn dadurch lässt sich das Risiko für einen Schlaganfall um bis zu 40 Prozent senken.

Besonders bewährt hat sich bei der Therapie älterer Patienten das homöopathische Arzneimittel Homviotensin® von Dr. Hagedorn, München. Besonders hervorzuheben sind die gute Verträglichkeit und das Fehlen von Nebenwirkungen, was gerade bei einer Langzeitbehandlung von Vorteil ist. Homviotensin® ist speziell für die Behandlung des funktionell gestörten Blutdrucks, z. B. durch Ablagerungen in den Blutgefäßen, entwickelt worden. Es wird seit vielen Jahren bei diesen Blutdruckstörungen erfolgreich eingesetzt. Die Erfahrungen mit diesem Mittel haben gezeigt, dass der Blutdruck sanft und schonend für den gesamten Organismus gesenkt wird. Homviotensin® ist rezeptfrei in der Apotheke erhältlich.

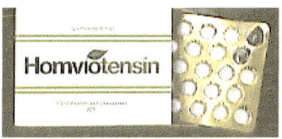

Bewährtes Mittel der Homöopathie gegen altersbedingten Bluthochdruck: Homviotensin®

Schwer einstellbarer Bluthochdruck
(Therapieresistente Hypertonie)

Mit diesem Begriff beschreibt man einen Blutdruck, der trotz Einleitung der üblichen Allgemeinmaßnahmen und einer Kombinationsbehandlung mit mindestens drei verschiedenen Medikamenten immer noch nicht im Normbereich, also bei Werten unter 140/90 mmHg liegt. Bis zu zehn Prozent aller Hochdruckpatienten mit mittelschwerem und schwerem Hochdruck sind in diese Kategorie einzuordnen. In bis zur Hälfte der Fälle liegt die Ursache in einer mangelhaften Einnahmetreue, oder der Patient kommt den Ratschlägen zur Änderung seiner Lebensweise nur ungenügend nach.

Gelegentlich liegt die Ursache für eine therapieresistente Hypertonie auch in einer bislang unerkannten sekundären Hypertonieform begründet, sodass Ihr Arzt unter Umständen eine diesbezügliche Diagnostik in die Wege leiten sollte. Auch die Einnahme bestimmter Medikamente kann zu therapieresistentem Hochdruck führen (z. B. bestimmte Hemmstoffe des Immunsystems). Selbst Spezialambulanzen haben Probleme bei der Behandlung solcher Patienten. Nur in etwa der Hälfte der Fälle gelingt hier eine befriedigende Einstellung des Bluthochdrucks. Alle anderen bleiben »Therapieversager«.

Bis zu zehn Prozent aller mittel bis schwer Hochdruckkranken leiden an einer therapieresistenten Hypertonie. Der mangelnde Behandlungserfolg ist allerdings in der Hälfte der Fälle auf fehlerhafte Medikamenteneinnahme und/oder Nichtbefolgen ärztlicher Anweisungen zurückzuführen.

Stark schwankende Blutdruckwerte

Patienten mit stark schwankenden Blutdruckwerten leiden besonders unter subjektiven Beschwerden wie Kopfschmerzen, Schwindel und Mattigkeit. Die medikamentöse Therapie gestaltet sich hier oft sehr schwierig, da der Blutdruck entweder zu stark oder nicht ausreichend abgesenkt wird. Sehr selten kann sich hinter einem solchen Blutdruckverlauf auch ein Phäochromozytom verbergen. Dabei handelt es sich um einen meist gutartigen Tumor des sympathischen Gewebes, der operativ entfernt werden kann. In vielen anderen Fällen sind Ärzte ratlos, da eine medikamentöse Therapie meist nicht zu einer befriedigenden Einstellung führt. Körperliche Aktivität ist jedoch in jedem Falle sinnvoll.

Bluthochdruck in der Schwangerschaft

In der Schwangerschaft spielt der Bluthochdruck eine besondere Rolle. Zum einen steht die Hypertonie einer Schwangerschaft nicht im Wege, zum anderen können Frauen im Verlauf der Schwangerschaft aber auch eine Hypertonie entwickeln.

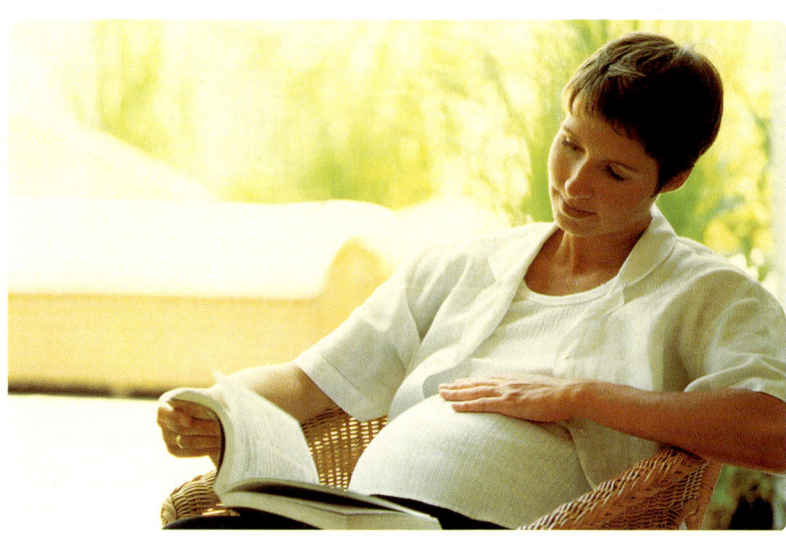

Die Behandlung des Bluthochdrucks bei Schwangeren gehört in die Hand eines erfahrenen Gynäkologen.

Als Komplikation einer Hypertonie entwickelt sich schlimmstenfalls rasch eine Gestose, auch Präeklampsie genannt, die für Mutter und Kind bedrohlich werden kann. In einem solchen Fall ist die Einweisung in eine Frauenklinik dringend erforderlich. Bei weniger schweren Verläufen wird der Hochdruck medikamentös behandelt, wobei diastolische Blutdruckwerte unter 90 mmHg vermieden werden sollten. Unter einer zu drastischen Blutdrucksenkung kann die Blutzufuhr für das ungeborene Kind leiden. Wichtig ist, dass nur wenige Medikamente für die Behandlung des Schwangerschaftshochdrucks erprobt sind. Die Betreuung sollte daher ein Spezialist übernehmen.

Wie wirkt Aspirin?

Acetylsalicylsäure, allgemein Aspirin genannt, ist ein sehr wirksames Medikament, das das Zusammenkleben der Blutplättchen (Aggregation) verhindert. Daher kann man mit Aspirin die Durchblutung in durch Arteriosklerose veränderten Gefäßarealen verbessern. Daraus ergibt sich, dass Patienten mit Bluthochdruck und schon vorliegenden Anzeichen einer Arteriosklerose (Gefäßgeräusche, früherer Herzinfarkt oder Schlaganfall) Vorteile aus einer Behandlung mit Aspirin ziehen. Kürzlich konnte gezeigt werden, dass mit einer niedrigen täglichen Dosis von 75 Milligramm Aspirin das Herzinfarktrisiko bei Hochdruckpatienten gesenkt werden kann (HOT-Studie).

Aspirin erhöht jedoch die Blutungsgefahr, sodass nur Hypertoniker mit gut eingestelltem Blutdruck Aspirin erhalten sollten. Bei schlecht eingestellten Werten steigt das Risiko für eine Hirnblutung. Aspirin verursacht nicht selten Magenbeschwerden, die zum Abbruch der Behandlung zwingen können.

Lipidsenkende Therapie

Besonders erhöhtes Cholesterin stellt einen eigenständigen Risikofaktor für Erkrankungen des Herz-Kreislauf-Systems dar. Heutzutage stehen sehr wirksame cholesterinsenkende Medikamente zur Verfü-

Expertentipp

Aspirin in niedriger Dosierung sollte nur bei gut eingestelltem Blutdruck verordnet werden.

gung, die so genannten CSE-Hemmer (z. B. Fluvastatin). Es konnte überzeugend nachgewiesen werden, dass eine Senkung des erhöhten Cholesterinspiegels mit einem CSE-Hemmer das Risiko für Herzinfarkt und Schlaganfall sowohl bei normalem als auch bei erhöhtem Blutdruck absenkt. Bei Patienten mit erhöhtem Blutdruck, die gleichzeitig erhöhte Cholesterinwerte aufweisen, kann eine Behandlung mit einem CSE-Hemmer daher sinnvoll sein.

Ihr Arzt kann anhand von Tabellen ablesen, ab welchem Cholesterinwert eine medikamentöse Absenkung des Cholesterinspiegels bei Ihnen eingeleitet werden sollte. In jedem Fall sind auch diätetische Maßnahmen zur Minderung der Cholesterinzufuhr über die Nahrung erforderlich.

Die Senkung erhöhter Cholesterinwerte kann das Risiko für einen Herzinfarkt oder einen Schlaganfall vermindern.

Potenzfördernde Mittel

Viele Menschen mit Bluthochdruck leiden unter Störungen der Sexualfunktion. Dies betrifft sowohl Männer als auch Frauen. Zusätzlich wirken hier die meisten der blutdrucksenkenden Mittel ungünstig. Vor einigen Jahren wurde das Medikament Sildenafil (Viagra) für die erektile Funktionsstörung des Mannes zugelassen. Prinzipiell sollte

IST DIE EINNAHME VON SILDENAFIL (VIAGRA) BEDENKLICH?

Eine immer wiederkehrende Frage von Männern mit Bluthochdruck ist, ob die Einnahme dieses Medikaments für sie Risiken birgt. Es ist nicht davon auszugehen, dass Hochdruckkranke hierdurch gefährdet werden. Sildenafil ist ein gefäßerweiterndes Medikament, welches tendenziell den Blutdruck sogar eher absenkt. Vorsicht ist geboten bei der gleichzeitigen Einnahme von bestimmten Herzmedikamenten, den Nitraten. Herzkranke Patienten sollten sich daher vor der Einnahme von Sildenafil unbedingt mit ihrem behandelnden Kardiologen beraten.

dieses Mittel nur dann eingesetzt werden, wenn offenbar keine hormonellen, organischen oder psychischen Ursachen für die Potenzstörungen vorliegen.

Demnächst wird ein weiteres potenzförderndes Medikament mit dem Namen Apomorphin SL (Ixense) zugelassen. Für Hochdruckkranke liegen bezüglich dieser Substanz noch keine Erfahrungen vor, sodass von der Einnahme zunächst abgeraten werden muss.

Arzt–Patient–Verhältnis

Voraussetzung jeder erfolgreichen Hochdruckbehandlung ist die vertrauensvolle Zusammenarbeit mit Ihrem Arzt. Sie sollten seine Ratschläge beherzigen und die verordneten Medikamente regelmäßig einnehmen. Die Einnahme von blutdrucksenkenden Medikamenten ersetzt aber nicht ein gesundheitsbewusstes Verhalten. Seien Sie möglichst offen zu Ihrem Arzt, verschweigen Sie ihm auch nicht Ihre »Sünden«, beispielsweise wenn Sie Ihre Medikamente einmal nicht wie verordnet eingenommen haben. Dies verhindert, dass Ihr Arzt falsche Rückschlüsse über die Wirksamkeit seiner Behandlung zieht Wenn Nebenwirkungen auftreten, sollten Sie möglichst rasch Ihren Arzt aufsuchen. Lassen Sie Ihren Blutdruck regelmäßig überprüfen, und ergänzen Sie die ärztlichen Kontrollen gegebenenfalls durch Selbstmessungen. Die Führung eines Blutdruckpasses kann dem Arzt die Überwachung Ihres Blutdrucks erleichtern und die Grundlage für Änderungen der Behandlung sein.

Die medikamentöse Behandlung des hohen Blutdrucks und dessen Begleiterkrankungen weist viele Aspekte auf. Bei Unklarheiten fragen Sie daher bitte umgehend Ihren Arzt um Rat.

HINWEISE ZUR ZUSAMMENARBEIT MIT IHREM ARZT

- *Regelmäßig Kontrolltermine vereinbaren*
- *Regelmäßige Einnahme Ihrer Medikamente*
- *Änderung oder Abbruch der Behandlung nur nach Rücksprache*
- *Wichtige Informationen nicht zurückhalten*

Selbsthilfe Bluthochdruck

Sie werden sich vielleicht fragen, was Sie selbst noch tun können, um Ihren erhöhten Blutdruck besser »in den Griff zu bekommen«. Die meisten Ärzte sind heute davon überzeugt, dass eine Hochdruck-therapie ohne die Mithilfe des Patienten nicht funktionieren kann. Ihre Mithilfe ist also nicht nur möglich, sondern sogar dringend er-wünscht, um den Behandlungserfolg zu garantieren. Einiges hierzu wurde bereits im vorangegangen Kapitel erwähnt, wie etwa Abbau von Übergewicht, Kochsalzbeschränkung und Nahrungsumstellung. Darüber hinaus gibt es für Sie noch weitere Möglichkeiten, selbst aktiv zu werden, auf die im Folgenden näher eingegangen wird.

bei

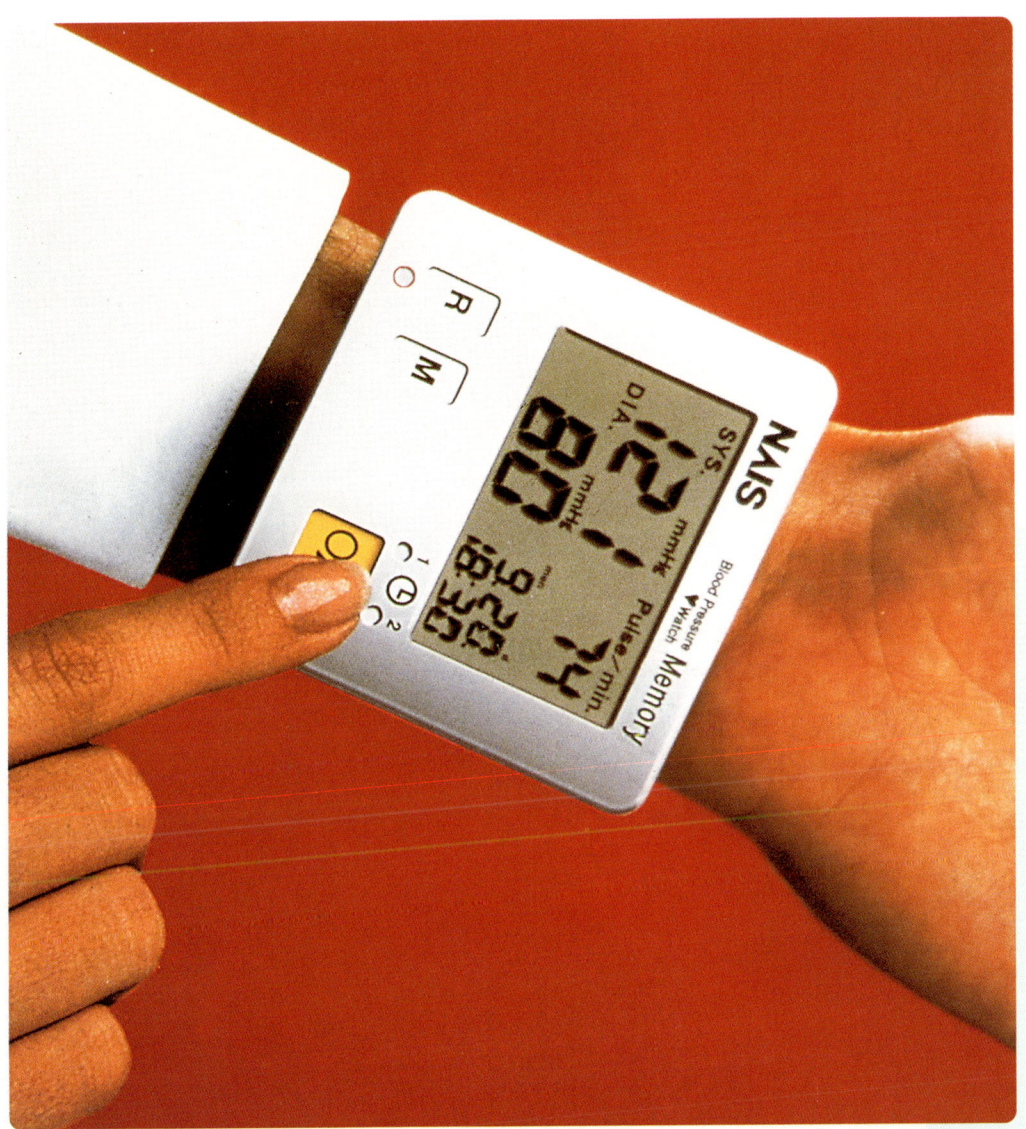

Den Blutdruck selber messen

Auf der einen Seite hat die Zahl der gegen Bluthochdruck verordneten Medikamente stetig zugenommen, auf der anderen Seite ist die Behandlung des Hochdruckkranken häufig weiterhin unbefriedigend. Wie bereits erwähnt, ist die medikamentöse Behandlung des erhöhten Blutdrucks meist eine jahrelange, manchmal sogar lebenslange Therapie. Und das bei einer Erkrankung, die häufig keine Beschwerden verursacht. Es kann deshalb nicht verwundern, wenn manche Patienten sich nicht strikt an die ärztlichen Anweisungen halten oder einfach mal Ferien von ihren Tabletten (»drug holidays«) machen. Einnahmetreue (»compliance«) ist aber der entscheidende Weg zum Erfolg einer Hochdruckbehandlung.

Der Erfolg einer Hochdrucktherapie steht und fällt mit der Selbstdisziplin des Patienten.

Schulungsprogramme für Hochdruckpatienten

Ein wichtiges Instrument, um die Einnahmetreue zu verbessern, ist die Blutdruckmessung durch den Patienten selbst. Besonders erfolgreich ist diese Strategie, wenn die Blutdruckselbstmessung im Rahmen eines mehrstündigen strukturierten Behandlungs- und Schulungsprogramms vom Patienten erlernt wird. Fragen Sie einfach Ihren Arzt, ob er ein solches Programm in seiner Praxis anbietet.

EMPFEHLUNGEN ZUR BLUTDRUCKSELBSTMESSUNG

- *Gerätekauf nur nach Beratung, zum Beispiel durch Ihren Arzt oder Apotheker*
- *Erlernen der Messtechnik unter kompetenter Anleitung (fragen Sie Ihren Arzt nach Schulungsprogrammen)*
- *Keine Überkontrolle betreiben (einzelne, erhöhte Werte sind nicht bedenklich)*
- *Änderungen der medikamentösen Therapie nur nach Rücksprache mit Ihrem Arzt vornehmen*

Selbstverständlich können Sie auch ohne Teilnahme an einer solchen Schulung sehr erfolgreich Ihren Blutdruck selbst messen und dokumentieren. Diese Aufzeichnungen sind wichtig für Sie selbst und vor allem für Ihren Arzt, da er Ihre Therapie auch danach steuern kann.

Wozu ist ein Blutdrucktagebuch gut?

Das Blutdrucktagebuch oder der Blutdruckpass ist eine ausgezeichnete Hilfe zur Selbstbeobachtung und gibt Ihrem Arzt einen Überblick über den Verlauf der Behandlung. Hier können Sie Ihre Blutdruckwerte regelmäßig auf Formblätter eintragen. Gewöhnlich wird der Blutdruck zu Beginn einer Behandlung zweimal täglich gemessen; auch sollten Sie alle Informationen vermerken, die Ihr Arzt für die Behandlung benötigt, wie Uhrzeit, Körpergewicht, besondere Situationen (Stress, Urlaub), Krankheiten oder ungewöhnliche Beschwerden.

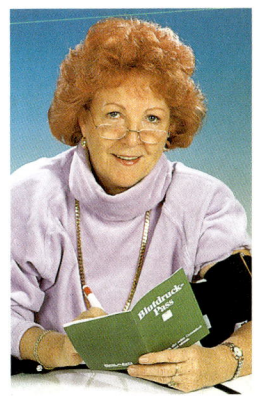

Der Blutdruckpass ist ein wichtiges Instrument zur Selbstkontrolle.

Die Rolle der Selbsthilfegruppen

Die Deutsche Hochdruckliga bietet seit längerem Hilfestellungen zur Gründung von Selbsthilfegruppen für Bluthochdruckpatienten an (»Hilfe zur Selbsthilfe«). Inzwischen gibt es solche Gruppen über ganz Deutschland verteilt. Die selbst gesetzten Ziele der Selbsthilfegruppen sind vielfältig. Im Wesentlichen wollen diese ein Forum bilden, auf dem

- Informationen über den hohen Blutdruck geliefert werden, beispielsweise durch Vorträge,
- die korrekte Durchführung der Blutdruckselbstmessung erlernt werden kann,
- Austausch mit anderen Betroffenen möglich ist,
- nichtmedikamentöse Maßnahmen gemeinsam durchgeführt werden können (z. B. Kochkurse, Sport/Gymnastik, Entspannungsübungen, Stressmanagement) und
- eine gemeinsame Freizeitgestaltung angeboten wird.

Selbsthilfegruppen leben vom Engagement ihrer Mitglieder. Die Selbsthilfegruppe ersetzt nicht den Arztbesuch.

Alternative Heilmethoden&Selbsthilfe

Sie können über das Herz-Kreislauf-Telefon der Hochdruckliga (siehe Serviceteil, Seite 94) in Erfahrung bringen, ob es Selbsthilfegruppen auch in Ihrer Nähe gibt. Die Teilnahme ist kostenlos. Sollten Sie sogar in Erwägung ziehen, eine solche Gruppe selbst zu gründen, können Sie dort den »Wegweiser zur Gründung von Selbsthilfegruppen für Bluthochdruckbetroffene« anfordern.

Anti-Stress-Programme

Es besteht kein Zweifel, dass Aufregung und Stress Ihren Blutdruck ansteigen lassen. In amerikanischen Untersuchungen konnte gezeigt werden, dass der Blutdruck bei Gesunden am Arbeitsplatz um etwa 5 mmHg höher liegt als zu Hause. Die meisten Ärzte würden jedoch verneinen, dass diese Stress-Situationen wesentliche Bedeutung für die Entwicklung eines chronisch erhöhten Blutdrucks haben. Dennoch wurden in der Vergangenheit zahlreiche psychologische Methoden mit dem Ziel eingesetzt, durch Entspannung eine Besserung des Bluthochdrucks zu bewirken.

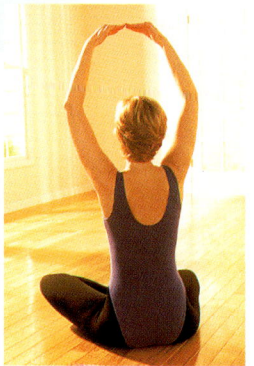

Entspannungstechniken wie etwa Yoga können für sich allein den hohen Blutdruck nicht senken, tragen aber viel zu einer stressfreien Lebensweise bei.

> METHODEN ZUR ENTSPANNUNG
>
> - *Biofeedback*
> - *Meditation*
> - *Yoga*
> - *Autogenes Training*
> - *Progressive Muskelentspannung*

Diese Methoden haben zwar verschiedene Bezeichnungen, im Kern sind sie aber sehr ähnlich. Im Wesentlichen geht es immer um Übungen zur Muskelentspannung und Förderung der Aufmerksamkeit. Nach euphorischem Beginn in den 70er Jahren ist auf diesem Gebiet – zumindest für die Behandlung von Hochdruckkranken – eher Ernüchterung eingekehrt. Das liegt daran, dass es keine Beweise dafür gibt, dass man eine anhaltende Senkung des Blutdrucks hierdurch erreichen kann.

Natürlich können solche Übungen unterstützend wirksam sein und Ihre Entspannung und Lebensqualität wesentlich verbessern. Sie können diese Techniken selbst erlernen und durchaus allein oder als Mitglied einer Selbsthilfegruppe einsetzen. Besser ist es aber in jedem Fall, die jeweilige Technik in einem Kurs oder einem Seminar unter Anleitung eines erfahrenen Therapeuten zu erlernen.

Vorsicht

Bei schwererem Hochdruck dürfen Sie sich auf keinen Fall alleine auf Entspannungsübungen verlassen.

Alternative Behandlungsformen

Die Schulmedizin steht alternativen Behandlungsformen immer etwas skeptisch gegenüber. Dies liegt zum einen daran, dass die meisten Mediziner nicht sehr vertraut mit diesen Methoden sind, zum anderen ist aber unbestritten, dass für viele dieser Methoden der wissenschaftliche Nachweis der Wirksamkeit fehlt. Trotzdem gibt es sicherlich viele Patienten, die diese Methoden anwenden und davon profitieren.

Homöopathische Arzneimittel
Bei leichter Hypertonie können auch homöopathische Arzneimittel getestet werden. Allerdings ist die Erfahrungsgrundlage mit diesen Mitteln weitaus dünner als bei den üblichen blutdrucksenkenden Medikamenten. Keinesfalls sollten aber schwerere Hochdruckformen mit homöopathischen Mitteln behandelt werden.

Akupunktur
Akupunktur ist wesentlicher Bestandteil der traditionellen chinesischen Medizin, die bereits seit mehr als 2000 Jahren eingesetzt wird. In den Industriestaaten werden heute jedes Jahr mehrere Millionen Akupunkturbehandlungen durchgeführt, meist zur Schmerztherapie

oder zur Besserung von Suchtproblemen. Es gibt jedoch keinen wissenschaftlichen Beweis, dass Akupunktur eine anhaltende, über einen Placebo-Effekt hinausgehende Senkung des Blutdrucks bewirkt.

Gesunde Ernährung

Auf diesem Sektor gibt es jedes Jahr eine Flut von neuen Produkten, sodass man leicht den Überblick verliert. Nach Angaben der Hersteller kann nahezu jede Krankheit durch Vitamine, pflanzliche Stoffe oder Gesundheitskost geheilt oder zumindest gebessert werden. Hier ist eine gewisse Skepsis angebracht. Für kaum ein Produkt liegt nämlich der wissenschaftliche Nachweis seiner Wirksamkeit vor.

Vitamine

Vitamine werden vom Körper nur in geringen Mengen benötigt. Vitaminmangelerscheinungen sind in Mitteleuropa insgesamt selten. Nur bei Menschen, die sich sehr einseitig ernähren, oder bei bestimmten Erkrankungen des Magen-Darm-Trakts oder der Nieren kommen solche Mangelerscheinungen tatsächlich vor.

In den Industrieländern ist es in den letzten Jahren in Mode gekommen, auch größere Mengen Vitamine zu sich zu nehmen. Man erhofft sich nicht unbedingt eine günstige Wirkung auf den erhöhten Blutdruck – eine solche Wirkung ist nicht nachgewiesen –, sondern eine schützende Wirkung für das Herz und die Gefäße. Diese Vitamine haben nämlich eine »antioxidative« Wirkung, schützen also vor schädlichen Produkten des Stoffwechsels, den so genannten freien Radikalen. Zur Zeit werden sogar umfangreiche Studien an großen Patientenzahlen durchgeführt, mit dem Ziel, einen solchen Effekt auch an Patienten nachzuweisen. Diese Studien, insbesondere zu Vitamin E, sind aber noch nicht abgeschlossen.

Was ist nun zu den Vitaminen zu empfehlen? Aus heutiger Sicht ist es sicher kein Fehler, bei der Ernährung auf ausreichenden Vitamin-

Homöopathische Arzneimittel können – neben Allgemeinmaßnahmen zur Senkung des Bluthochdrucks – bei leichter Hypertonie Erfolg versprechen.

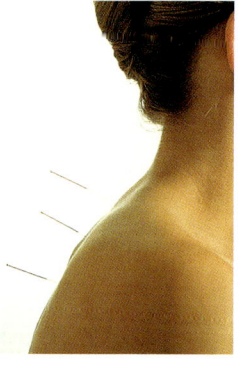

Die Akupunktur hat sich in der Schmerzbehandlung bewährt, ist aber zur Behandlung von Bluthochdruck nicht geeignet.

gehalt zu achten. Die zusätzliche Einnahme von Brausetabletten oder Pillen ist meist jedoch nicht erforderlich, besonders nicht in »Megadosen«.

NAHRUNGSMITTEL MIT HOHEM GEHALT AN

Vitamin C	Vitamin E
Zitrusfrüchte	*Pflanzenöl (besonders Olivenöl)*
Tomaten	*Margarine*
Erdbeeren	*Brot*
Melone	*Müsli*
Grüne Paprika	*Getrocknete Bohnen*
Kartoffeln	*Dunkelgrüne Gemüse*

Vorsicht

Die Einnahme hoher Dosen von Vitaminen (C und D) kann sogar gefährlich sein und sich schädlich auf den Organismus auswirken.

Gesundheitskost

Gesundheitskost und pflanzliche Produkte werden zunehmend in Bioläden und Reformhäusern angeboten. Im Unterschied zu Vitaminen gibt es für die meisten dieser Produkte keinen Beweis, dass sie tatsächlich vom Organismus benötigt werden. Für die Behandlung von Bluthochdruck spielen sie keine Rolle. Eine Ausnahme sei jedoch genannt: Knoblauch in großen Mengen kann tatsächlich Ihren Blutdruck und Ihren Cholesterinspiegel leicht senken.

Gesunde, vollwertige Ernährung

Gesundheitsbewusste Kost bei Bluthochdruck bedeutet in erster Linie, sich kalorienbewusst und kochsalzarm zu ernähren und auf die Reduzierung von Cholesterin zu achten (Tabellen zu Cholesterin- und Kochsalzgehalt von Lebensmitteln siehe Seiten 83 bis 91).
Wenn Sie Ihr Gewicht reduzieren müssen, sollten Sie sich einen langfristigen Ernährungsplan machen, der für eine ausgewogene Zufuhr von Kohlenhydraten, Vitaminen, Fett (möglichst in Form mehrfach ungesättigter Fettsäuren), Mineralien und Spurenelementen sorgt.

Mit Bluthochdruck leben

CHECKLISTE: EIGENINITIATIVE BEI BLUTHOCHDRUCK

☐ *Kann ich meinen Blutdruck messen?*

☐ *Führe ich ein Bluthochdrucktagebuch?*

☐ *Gehe ich regelmäßig zur Kontrolluntersuchung?*

☐ *Sind bei mir Herz, Nieren und Leber gesund?*

☐ *Sorge ich für erholsamen und guten Schlaf?*

☐ *Achte ich auf ausreichende Erholung?*

☐ *Verbringe ich meinen Urlaub vernünftig, oder macht sich auch hier Stress bemerkbar?*

☐ *Kann ich mich richtig tief entspannen?*

☐ *Sorge ich für ein harmonisches Privatleben?*

☐ *Habe ich einen »Stressberuf«, sorge ich für genügend Ausgleich?*

☐ *Kontrolliere ich mein Körpergewicht?*

☐ *Lebe ich kalorienbewusst?*

☐ *Befolge ich die Diät-Anweisungen meines Arztes?*

☐ *Achte ich auf einen niedrigen Salzkonsum?*

☐ *Bevorzuge ich pflanzliche, und vermeide ich weitgehend tierische Fette?*

☐ *Bin ich ein Liebhaber von Süßigkeiten?*

☐ *Trinke ich Alkohol – regelmäßig, viel?*

☐ *Nehme ich regelmäßig blutdrucksenkende Medikamente ein?*

☐ *Achte ich auf die Nebenwirkungen anderer Medikamente?*

☐ *Rauche ich – vor allem Zigaretten?*

☐ *Treibe ich regelmäßig Sport – wenn ja welchen?*

☐ *Strenge ich mich beim Sport sehr an?*

Jeder der angeführten Punkte bietet Ihnen einen wirksamen Ansatz, um selbst etwas gegen hohen Blutdruck zu unternehmen. Es lohnt sich, auf jede dieser Möglichkeiten zurückzugreifen.

Bedeutung von Anti-Fett-Pillen

Neuerdings gibt es auch Therapie-Ansätze, Übergewicht mit Medikamenten zu behandeln. Zur Zeit stehen zwei Präparate zur Verfügung, die sich in ihrem Wirkmechanismus unterscheiden:

1. Mittel wie Orlistat (Handelsname Xenical) hemmen die Wirkung fettspaltender Enzyme. Sie greifen direkt im Darm an und vermindern die Aufnahme von Fett in den Körper; gleichzeitig ist die Einhaltung einer kalorienreduzierten Kost erforderlich.
2. Mittel wie Sibutramin (Handelsname Reduktil) üben eine Wirkung auf das Esszentrum im Gehirn aus und hemmen den Appetit, indem sie direkt in den Stoffwechsel der Überträgersubstanz Serotonin eingreifen.

Eine solche medikamentöse Behandlung kann allerdings nicht generell empfohlen werden, da sie mit Nebenwirkungen verbunden ist. Im Fall von Sibutramin kann sogar der Blutdruck ansteigen!
In Frage kommen für eine solche Behandlung eigentlich nur Patienten, die stark übergewichtig sind und mit anderen Maßnahmen nicht zum Erfolg kommen. In jedem Fall ist eine ärztliche Beratung erforderlich, falls Sie eine solche Therapie ins Auge fassen. Ihr Blutdruck muss engmaschig kontrolliert werden.

CHOLESTERINGEHALT VON NAHRUNGSMITTELN

Alle Angaben beziehen sich auf den Cholesteringehalt in Milligramm pro 100 Gramm Lebensmittel (Quelle: »Gesund – durch weniger Kalorien«, Bristol Arzneimittel)

Milchprodukte und Eier:

Milch (3,5 % Fett)	12	*Joghurt (3,5 % Fett)*	10
Milch (1,5 % Fett)	5	*Joghurt (1,5 % Fett)*	5

Joghurt (0,3 % Fett)	Spuren	Brie (50 % Fett)	95
Fruchtjoghurt (3,5 % Fett)	–	Camembert (50 % Fett)	71
Fruchtjoghurt (1,5 % Fett),		Camembert (45 % Fett)	61
mit Zucker	9	Camembert (30 % Fett)	44
Fruchtjoghurt (1,5 % Fett),		Harzer Korbkäse	
mit Süßstoff	–	(unter 10 % Fett)	7
Dickmilch mit Früchten		Limburger (40 % Fett)	68
und Süßstoff	–	Limburger (20 % Fett)	31
Fruchtquark mit Süßstoff	–	Romadur (20 % Fett)	31
Buttermilch	4	Doppelrahmfrischkäse	
Kondensmilch	25	(60 % Fett)	105
Sahne, süß (30 % Fett)	109	Körniger Frischkäse	
Sahne (Kaffeerahm,		(50 % Fett)	–
10 % Fett)	34	Schichtkäse (20 % Fett)	14
Sahne, sauer (28 % Fett)	52	Speisequark (40 % Fett)	14
Sahne, sauer (10 % Fett)	34	Speisequark, mager	–
Chester (50 % Fett)	112	Schmelzkäse (60 % Fett)	87
Emmentaler (45 % Fett)	105	Schmelzkäse (45 % Fett)	80
Edamer (15 % Fett)	95	Schmelzkäse (20 % Fett)	26
Edamer (30 % Fett)	54	Hühnerei (48 g)	220
Edelpilzkäse (50 % Fett)	112	Hühnereigelb	
Gouda (45 % Fett)	99	(17 g, mittelgroß)	220
Tilsiter (45 % Fett)	95	Hühnereiweiß	
Tilsiter (30 % Fett)	58	(31 g, mittelgroß)	–

Fette und Öle:

Butter	240	Schweineschmalz	100
Diätmargarine	–	Maiskeimöl	–
Halbfettmargarine	–	Olivenöl	–
Butterschmalz	340	Sonnenblumenkernöl	

Fleisch, Wild, Geflügel:

Kalb, Keule/Schlegel	90	Kalb, Kotelett	90

Kalb, Schnitzel	90	Schwein, Schnitzel	70
Kalb, Bug/Schulter	90	Schweineleber	346
Kalb, Brust	90	Schweineniere	350
Kalbsherz	140	Truthahn (Pute, Jungtier)	75
Kalbshirn	3150	Truthahn, Brust	60
Kalbsleber	250	Truthahn, Keule	75
Kalbsniere	350	Ente	75
Kalbszunge	140	Gans	75
Rind, Bug/Schulter	70	Huhn, gebraten	75
Rind, Filet	70	Huhn, Brust	75
Rind, dicke Rippe/Rostbraten	70	Huhn, Keule	75
Rind, Kamm/Hals	70	Hühnerherz	555
Rind, Keule	70	Hühnerleber	555
Rind, Oberschale	70	Suppenhuhn	75
Rind, Roastbeef	70	Hase	110
Rinderherz	140	Hirsch	110
Rinderleber	250	Reh, Keule/Schlegel	110
Rinderniere	350	Reh, Rücken	110
Rinderzunge	140	Hammel/Lamm,	
Rinderhackfleisch	70	Muskelfleisch ohne Fett	70
Tartar	70	Hammel/Lamm, Filet	70
Schwein, Kamm	70	Hammel/Lamm,	
Schwein, Keule	70	Keule/Schlegel	70
Schwein, Kotelett	70	Hammel/Lamm, Kotelett	70
Schwein, Filet	70	Hammel/Lamm, Lende	65

Wurstwaren:

Lachsschinken	85	Cervelatwurst	85
Schinken, gekocht	70	Corned beef	70
Schinken, geräuchert	70	Dosenwürstchen	100
Bierschinken	85	Fleischkäse	85
Bockwurst	100	Fleischwurst	85
Bratwurst (Schwein)	100	Frankfurter Würstchen	100

Truthahn-Mortadella	56	Rotwurst (Blutwurst)	85
Truthahn-Bierschinken	55	Salami (deutsch)	85
Gelbwurst	85	Wiener Würstchen	85
Jagdwurst	85	Butterschmalz	
Kalbsbratwurst	100	Mortadella	85
Leberpastete	85	Weißwurst	100
Leberwurst	85	Rotwurst (Blutwurst)	85
Mettwurst	85	Salami (deutsch)	85
Mortadella	85	Wiener Würstchen	85
Weißwurst	100		

Fisch und Meeresfrüchte:

Heilbutt	50	Scholle	50
Hering	44	Seezunge	60
Matjeshering	60	Forelle	55
Bismarckhering	60	Aal	70
Brathering	87	Lachs	60
Heringsfilet in Tomatensauce	42	Karpfen	35
Kabeljau	50	Ölsardinen (abgetropft)	140
Seelachs	33	Thunfisch in Öl	42
Seelachs, geräuchert	70	Tintenfisch	170
Makrele	70	Miesmuscheln	150
Makrele, geräuchert	22	Austern	220
Schellfisch	60	Garnelen	138

Getreide und Getreideprodukte:

Haferflocken	–	Weizenkeime	–
Naturreis	–	Roggenvollkornbrot	–
Reis, poliert	–	Brötchen	–
Weizengrieß	–	Weißbrot	–
Weizenmehl (Typ 405)	–	Knäckebrot	–
Mondamin	–	Pumpernickel	–
Cornflakes	–	Roggenmischbrot	–

Weizenmischbrot	–	Zwieback ohne Ei	–
Butterkekse	80		

Teigwaren: **Obst und Gemüse:**

Eierteigwaren	94	Kein Cholesterin	
Spaghetti ohne Ei	–		
Vollkornnudeln	–	**Säfte:**	
		Kein Cholesterin	

Süßwaren:

Eierteigwaren	94	**Alkoholische Getränke:**	
Konfitüre	–	Vollbier, hell	–
Honig	–	Weißwein	–
Zucker	–	Sekt, deutsch	–
Kakaopulver, schwach entölt	–	Schnaps, klar (32 %)	–
Schokolade, milchfrei	–	Schnaps, klar (38 %)	–
Vollmilchschokolade	–	Weinbrand	–
Eiscreme	35	Whisky	–
Milchspeiseeis	9	Dessertwein (Port, Sherry)	–
Fruchteis	6		

SALZGEHALT VON NAHRUNGSMITTELN

Alle Angaben beziehen sich auf den Kochsalzgehalt in Milligramm pro 100 Gramm Lebensmittel (Quelle: »Gesund – durch weniger Kalorien«, Bristol Arzneimittel)

Milchprodukte und Eier:

Milch (3,5 % Fett)	48	Buttermilch	55
Milch (1,5 % Fett)	47	Kondensmilch	100
Joghurt (3,5 % Fett)	48	Sahne, süß (30 % Fett)	34
Joghurt (0,3 % Fett)	57	Sahne, sauer (28 % Fett)	53
Fruchtjoghurt (1,5 % Fett)	45	Sahne, sauer (10 % Fett)	40
Fruchtquark mit Süßstoff	45	Chester (50 % Fett)	675

Emmentaler (45 % Fett)	620	Romadur (20 % Fett)	1235
Edamer (45 % Fett)	654	Doppelrahmfrischkäse	
Edamer (30 % Fett)	800	(60 % Fett)	606
Edelpilzkäse (50 % Fett)	450	Körniger Frischkäse	
Gouda (45 % Fett)	860	(50 % Fett)	35
Tilsiter (45 % Fett)	773	Speisequark (40 % Fett)	29
Tilsiter (30 % Fett)	1000	Speisequark, mager	36
Brie (50 % Fett)	1170	Schmelzkäse (60 % Fett)	1260
Camembert (50 % Fett)	740	Schmelzkäse (20 % Fett)	1260
Camembert (30 % Fett)	954	Hühnerei (48 g)	66
Harzer Korbkäse		Hühnereigelb	
(unter 10 % Fett)	987	(17 g, mittelgroß)	9
Limburger (40 % Fett)	1300	Hühnereiweiß	
Limburger (20 % Fett)	1280	(31 g, mittelgroß)	57

Fette und Öle:

Butter	5	Schweineschmalz	1
Diätmargarine	39	Maiskeimöl	1
Halbfettmargarine	39	Olivenöl	1

Fleisch, Wild, Geflügel:

Kalb, Keule/Schlegel	86	Rind, dicke Rippe/Rostbraten	95
Kalb, Kotelett	93	Rind, Kamm/Hals	76
Kalb, Schnitzel	83	Rind, Keule	70
Kalb, Bug/Schulter	90	Rind, Oberschale	70
Kalb, Brust	105	Rind, Roastbeef	74
Kalbsherz	120	Rinderherz	85
Kalbshirn	172	Rinderleber	116
Kalbsleber	84	Rinderniere	245
Kalbsniere	200	Rinderzunge	80
Kalbszunge	84	Rinderhackfleisch	70
Rind, Bug/Schulter	68	Tartar	43
Rind, Filet	51	Schwein, Kamm	62

Schwein, Keule	72	Huhn, Keule	95
Schwein, Kotelett	62	Hühnerherz	111
Schwein, Filet	74	Hühnerleber	68
Schwein, Schnitzel	56	Suppenhuhn	82
Schweineleber	150	Hase	50
Schweineniere	173	Hirsch	70
Truthahn (Pute, Jungtier)	63	Reh, Keule/Schlegel	60
Truthahn, Brust	46	Reh, Rücken	84
Truthahn, Keule	86	Hammel, Filet	94
Gans	85	Hammel, Keule/Schlegel	78
Huhn, gebraten	83	Hammel, Kotelett	90
Huhn, Brust	66	Hammel, Lende	78

Wurstwaren:

Schinken, gekocht	960	Truthahn-Mortadella	655
Schinken, geräuchert	1400	Truthahn-Bierschinken	740
Bockwurst	700	Gelbwurst	640
Bratwurst (Schwein)	520	Jagdwurst	818
Cervelatwurst	1260	Kalbsbratwurst	520
Corned Beef	830	Leberwurst	310
Dosenwürstchen	711	Mettwurst	1090
Fleischkäse	740	Mortadella	668
Fleischwurst	829	Weißwurst	620
Frankfurter Würstchen	778	Rotwurst (Blutwurst)	680

Fisch und Meeresfrüchte:

Heilbutt	56	Seelachs, geräuchert	455
Hering	74	Makrele	95
Matjeshering	2500	Makrele, geräuchert	261
Bismarckhering	1000	Schellfisch	116
Brathering	569	Scholle	104
Kabeljau	72	Seezunge	100
Seelachs	81	Forelle	39

Aal	65	Ölsardinen	
Aal, geräuchert	798	(abgetropft)	823
Lachs	51	Miesmuscheln	290
Karpfen	51	Garnelen	146

Getreide und Getreideprodukte:

Heilbutt	56	Brötchen	485
Haferflocken	6	Weißbrot	385
Naturreis	10	Knäckebrot	463
Weizengrieß	1	Pumpernickel	569
Weizenmehl (Typ 405)	2	Roggenmischbrot	400
Cornflakes	1180	Weizenmischbrot	400
Weizenkeime	5	Butterkekse	460
Roggenvollkornbrot	424	Zwieback ohne Ei	265

Teigwaren:

Eierteigwaren	7	Vollkornnudeln	–
Spaghetti ohne Ei	5		

Gemüse:

Kartoffeln	3	Auberginen	3
Möhren	45	Feldsalat	4
Kohlrabi	10	Grünkohl	75
Lauch (Porree)	5	Kopfsalat	12
Rettich	18	Gartenkresse	14
Rote Rüben	48	Chicorée	4
Knollensellerie	77	Rosenkohl	12
Bleichsellerie	132	Rotkohl	4
Spargel	2	Spinat	62
Zwiebeln	8	Weißkohl	13
Blumenkohl	16	Gurke	12
Brokkoli	15	Zuckermais	0,3
Chinakohl	7	Paprika	2

Tomate	3	Linsen	36
Bohnen (grün)	2	Sauerkraut, abgetropft	650
Bohnen (grün, Dose)	236	Champignons	6
Erbsen (grün, Dose)	260	Champignons (Dose)	319

Obst:

Äpfel	1	Johannisbeeren	2
Birnen	2	Stachelbeeren	1
Aprikosen	0,6	Weintrauben	2
Kirschen	3	Ananas	2
Mirabellen	3	Apfelsinen	1
Pfirsiche	1	Bananen	1
Pflaumen	2	Grapefruits	2
Brombeeren	4	Mandarinen	2
Erdbeeren	1	Wassermelonen	0,5
Heidelbeeren	1	Feigen	2
Himbeeren	3		

Alkoholische Getränke:

Vollbier, hell	5	Schnaps, klar	–
Weißwein	4	Weinbrand	2,4
Sekt, deutsch	40		

Süßwaren:

Konfitüre	13	Vollmilchschokolade	86
Honig	7	Eiscreme	110
Kakaopulver, schwach entölt	60	Fruchteis	20
Schokolade, milchfrei	19		

Glossar

Angina pectoris:
Bedeutet wörtlich übersetzt Brustenge. Darunter versteht man einen anfallsweisen Schmerz hinter dem Brustbein. Er wird durch einen Sauerstoffmangel des Herzmuskels ausgelöst und ist meist durch eine Verengung der Herzkranzgefäße bedingt.

Arteriolen:
Bezeichnen die kleinsten Verästelungen der Schlagadern.

Arteriosklerose:
Ist der medizinische Fachausdruck für Gefäßverkalkung. Die Arteriosklerose ist eine typische Folgeerkrankung des Bluthochdrucks. Bei der Arteriosklerose lagert sich vor allem Cholesterin in den Gefäßwänden ab. Dort bilden sich mit der Zeit feste Beläge (Plaques), die zu einer schrittweisen Einengung des Gefäßes führen. Die Durchblutung wird in dem betroffenen Gefäß zunehmend verschlechtert.

Begleiterkrankungen:
Davon spricht man, wenn neben dem erhöhten Blutdruck noch andere Erkrankungen vorliegen. Dies ist bei Bluthochdruck relativ häufig der Fall. Typisch sind Fettstoffwechselstörungen (erhöhtes Cholesterin), Diabetes (Zuckerkrankheit) und Adipositas (Fettsucht). Sie müssen bei der Wahl eines Hochdruckmedikaments berücksichtigt werden.

Compliance:
Fachausdruck für Einnahmetreue. Mangelnde Einnahmetreue (Non-compliance) ist eine häufige Ursache für einen nicht befriedigend eingestellten Blutdruck. Bluthochdruck verursacht meist keine Beschwerden; die Einnahme von Medikamenten kann aber Nebenwirkungen verursachen, sodass manche Patienten nur schwer von der Notwendigkeit einer konsequenten Medikamenteneinnahme zu überzeugen sind.

Diastole:
Bezeichnet den Zeitabschnitt, in dem das Herz erschlafft ist und sich wieder mit Blut füllt. Der Blutdruck während der Diastole heißt diastolischer Blutdruck. Er ist der zweite, kleinere der beiden Werte, die gemessen werden.

Grenzwerthypertonie:
Grenzwerte für den Blutdruck wurden von der Weltgesundheitsorganisation (WHO) festgelegt. Normal ist der Blutdruck bis zu einem Wert von 140/90 mmHg. Diese Grenze gilt auch für ältere Menschen, obschon mit zunehmendem Lebensalter auch etwas höhere Werte noch akzeptabel sein können. Zwischen 140/90 und 150/95 mmHg bezeichnet man den Blutdruck als grenzwertig erhöht. Ab 150/95 mmHg ist in der Regel eine Behandlung erforderlich.

**Hochdruckkrise/
hypertensive Krise:**
Eine Hochdruckkrise mit Blutdruckwerten über 200 mmHg geht in der Regel mit Beschwerden wie Sehstörungen, Herz-

schmerzen, Luftnot oder starkem Schwindel einher. Die Hochdruckkrise bedarf sofortiger ärztlicher Behandlung.

Hypertonie, Hypertension:
Medizinischer Fachbegriff für Bluthochdruck.

Kochsalz:
Zu viel Kochsalz (chemisch Natriumchlorid) im Essen kann den Blutdruck erhöhen. Deshalb sollten Hochdruckpatienten wenig salzen. Achtung! In vielen Lebensmitteln ist Salz versteckt; z. B. in Schinken, Wurst, Geräuchertem, Käse, Lebensmittelkonserven oder Saucen.

Koronare Herzkrankheit:
Darunter versteht man eine Verengung der Herzkranzgefäße, die zu einer schlechteren Sauerstoffversorgung des Herzmuskels führt. Die koronare Herzkrankheit entsteht häufig auf dem Boden eines Bluthochdrucks. Eine typische Folge der koronaren Herzkrankheit ist die Angina pectoris, ein anfallsweise auftretender Brustschmerz.

Maligne (bösartige) Hypertonie:
Medizinischer Ausdruck für eine schwere Hochdruckerkrankung mit bereits fortgeschrittenen Folgeschäden, die unbehandelt rasch zum Tode führt. Meist liegt der diastolische Blutdruck über 120 mmHg. Es finden sich bereits ausgeprägte Veränderung am Augenhintergrund und am Herz. Die Nierenleistung ist häufig schon eingeschränkt, und es zeigt sich Eiweiß im Urin. Die maligne Hypertonie muss dringend be-

handelt werden, entweder in einer Spezialambulanz oder stationär.

mmHg:
Ist die Maßeinheit des Blutdrucks und heißt übersetzt Millimeter Quecksilbersäule. Wenn Ihr Arzt oder Sie selbst feststellen, dass Ihr Blutdruck bei 150/100 liegt, heißt das: systolischer Blutdruck = 150 mmHg und diastolischer Blutdruck = 100 mmHg. Sie können diese Werte dann in Ihren Blutdruckpass eintragen.

Placebo:
Fachausdruck für Scheinmedikament. Im Allgemeinen ist es bei Medikamentenstudien erforderlich, eine Gruppe von Patienten mit Placebo zu behandeln (»placebokontrolliert«). Erst dadurch ist es in der Regel möglich, die tatsächliche Wirkung eines bestimmten Präparats nachzuweisen.

RR:
Steht als Abkürzung für Riva-Rocci. So hieß der italienische Arzt, der die Blutdruckmessung mit der Oberarmmanschette entwickelt hat. Nach ihm wird der Blutdruck häufig als ›RR‹ bezeichnet.

Systole:
Ist der Moment, in dem sich das Herz zusammenzieht. Dadurch wird das Blut in die Gefäße gepumpt. Den Blutdruck in der Systole bezeichnet man auch als systolischen Blutdruck. Das ist der erste, größere der beiden Werte, die man bei der Blutdruckmessung bestimmt.

Hilfreiche Adressen

Informationen zu Bluthochdruck

Deutsche Liga zur Bekämpfung des hohen Blutdrucks e. V. (Hochdruckliga)
Berliner Str. 46
D-69120 Heidelberg
Tel. 0 62 21-41 17 74 und -47 48 00
Fax 0 62 21-40 22 74

Herz-Kreislauf-Telefon Deutschland
Tel. 0 62 21-47 48 00
(Mo–Fr von 9–17 Uhr)

Österreichische Hochdruckliga
Universitätsklinikum Graz
(Kardiologie)
Auenbruggerplatz 15
A-8036 Graz

Schweizerische Vereinigung gegen den hohen Blutdruck
c/o Prof. Dr. P. Erne
Kantonsspital Luzern (Kardiologie)
CH-6000 Luzern 16

Informationen zu Herz-Kreislauf-Problemen

Deutsche Gesellschaft für Prävention und Rehabilitation von Herz-Kreislauferkrankungen e. V. (DGPR)
Förderkreis Herz- und Kreislaufhilfe e. V.
Josef-Lutz-Weg 15
D-81371 München
Tel. 0 89-7 23 53 33
Fax 0 89-7 23 53 33

Deutsche Herzstiftung e. V.
Vogtstr. 50
D-60322 Frankfurt a. M.
Tel. 0 69-95 51 28 0
Fax 0 69-95 51 28 13
E-Mail:
Herzstiftung@compuserve.com

Deutsche Herzhilfe e. V.
Weißhausstr. 21
D-50939 Köln
Tel. 02 21-41 08 12

Herz-Kreislauf-Telefon Deutschland
Tel. 0 62 21-47 48 00
(Mo–Fr von 9–17 Uhr)

Österreichischer Herzfond
Währinger Str. 15/16
A-1090 Wien

Schweizer Herzstiftung
Schwarztorstr. 18
CH-3000 Bern 14

Informationen zu Nierenproblemen:

Deutsche Nierenstiftung
Postfach 3
D-69491 Hirschberg
Tel. 0 62 01-59 95 33
Fax 0 62 01-59 95 35

Nieren-Telefon
(Information rund um die Niere)
Tel. 08 00-2 48 48 48
(gebührenfrei, jeden Mittwoch von 16–18 Uhr)

Informationen zu Medikamenten:

Bundesfachverband der Arzneimittel-Hersteller e. V.
Ubierstr. 71–73
D-53173 Bonn
Tel. 02 28-95 74 50

Bundesinstitut für Arzneimittel und Medizinprodukte
Friedrich-Ebert-Allee 38
D-53113 Bonn
Tel. 02 28-2 0 730
Internet: www.bfarm.de

Informationen zu alternativen Therapien:

Gesellschaft für Phytotherapie e. V.
Siebengebirgsallee 24
D-50939 Köln
Tel. 02 21-4 20 19 15
Internet: www.phytotherapie.org

Komitee Forschung Naturmedizin (KFN)
Marienplatz 3
D-80331 München
Tel. 0 89-22 80 25 00
Internet:
www.phytotherapie-komitee.de

Klinische Studien zum Thema Bluthochdruck (Auswahl)

Es ist heute üblich, die Titel der Studien mit einem Akronym abzukürzen.

HOT = Hypertension Optimal Treatment
Hauptergebnis: Die Absenkung des diastolischen Blutdrucks auf einen Wert um 83 mmHg (Mittelwert) vermindert die Zahl der Schlaganfälle und Herzinfarkte, besonders bei Patienten mit »Altersdiabetes«.

Syst-Eur = Systolic Hypertension – Europe
Hauptergebnis: Die Behandlung des vorwiegend systolisch erhöhten Blutdrucks bei älteren Menschen senkt die Anzahl der Schlaganfälle um fast die Hälfte.

UKPDS = United Kingdom Prospective Diabetes Study
Hauptergebnis: Bei Patienten mit »Altersdiabetes« vermindert die Blutdrucksenkung das Auftreten auch diabetischer Folgeschäden.

VA = Veterans Administration Cooperative Studies
Hauptergebnisse: Diese Studien (nur Männer wurden untersucht) der 60er und 70er Jahre haben gezeigt, dass das Auftreten von hochdruckbedingten Folgeschäden bei Patienten mit mittelschwerem und schwerem Bluthochdruck durch eine Senkung des Blutdrucks verhindert werden kann.

Der Autor

Prof. Dr. med. Tomas Lenz ist Leitender Oberarzt an der Medizinischen Klinik IV, Funktionsbereich Nephrologie der Kliniken der Johann-Wolfgang-Goethe-Universität in Frankfurt am Main.

Wichtiger Hinweis

Die im Buch veröffentlichten Ratschläge wurden mit größter Sorgfalt von Verfasser und Verlag erarbeitet und geprüft. Eine Garantie kann jedoch nicht übernommen werden. Ebenso ist eine Haftung des Verfassers bzw. des Verlages und seiner Beauftragten für Personen-, Sach- oder Vermögensschäden ausgeschlossen.

Bildnachweis

Umschlagfoto: Zefa/Index Stock.
Fotos: Arabella Press/M. Timm S. 16, 17, 33, 39, 68, 75; Bavaria Bildagentur/TCL S. 80; Gillette Gruppe Deutschland S. 4, 41; Tomas Lenz S. 28; Mauritius/Age S. 51; Bene-luxPress S. 47; Frauke S. 24; Habel S. 77; Manning S. 56; Phototake S. 6; The Stock Market/Jon Feingersh S. 78; Chris Jones S. 45; Norbert Schäfer S. 75; Zefa/Chr. Schmidt S. 53.
Illustrationen: Winfried Bährle, Antonio Muñoz S. 8, 9, 35; alle anderen: Klaus Dursch.

Die Deutsche Bibliothek – CIP-Einheitsaufnahme
Ein Titeldatensatz für diese Publikation ist bei der Deutschen Bibliothek erhältlich.

Midena Verlag, München
© 2000 Weltbild Ratgeber Verlage GmbH & Co.KG
Alle Rechte vorbehalten

Projektleitung: Franz Leipold
Herstellung: Gabriele Schnitzlein
Bildredaktion: Sylvie Busche
Umschlagkonzeption: Kontrapunkt, Kopenhagen
Gesamtlayout: Cordula Schaaf, München
Satz und Redaktion: content publishing, München
Reproduktion: Pre Press Dasing
Printed in Italy

ISBN 3-310-00685-9